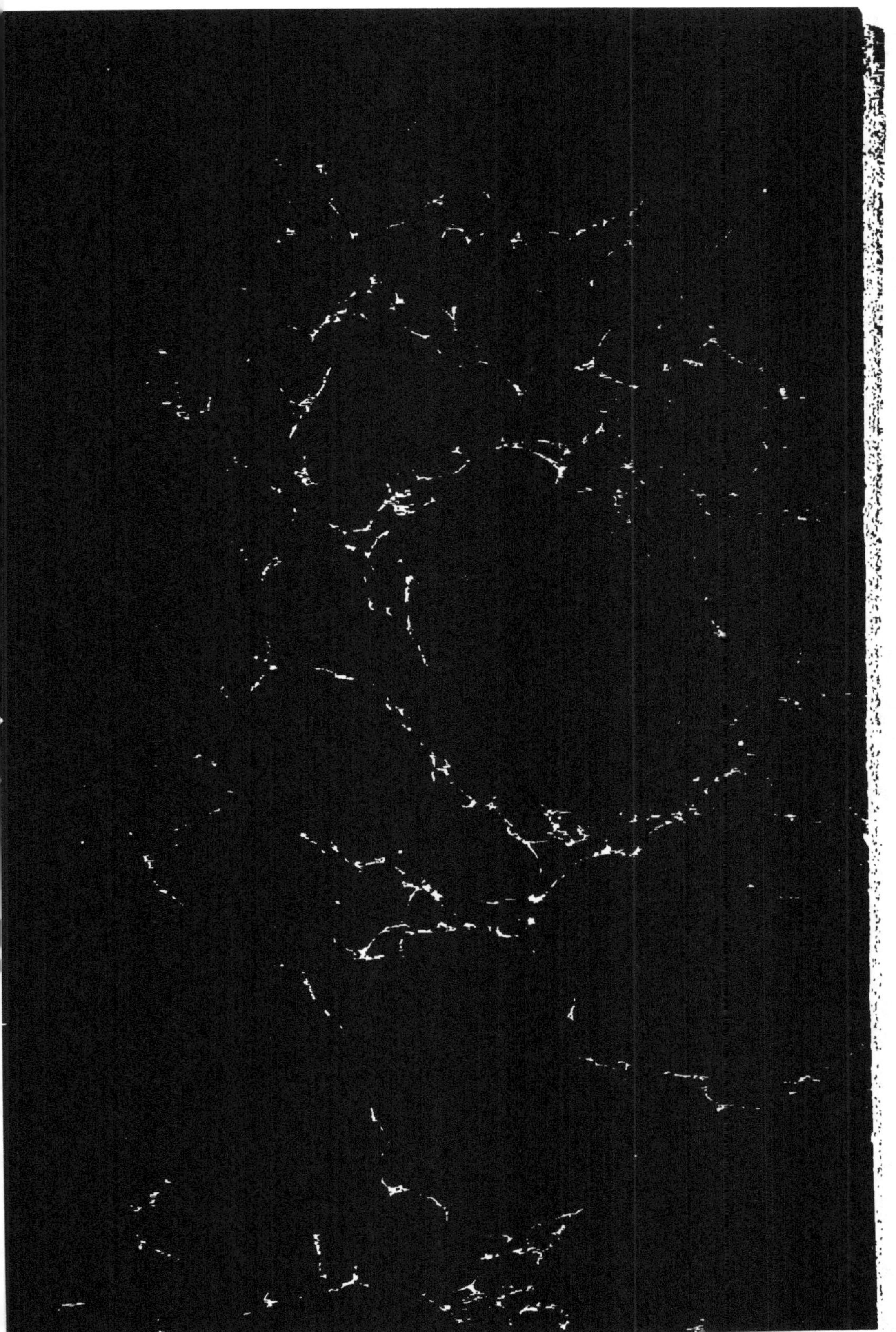

LES TRENTE BEAUTÉS

DE LA FEMME.

PARIS

IMPRIMERIE DE L. TINTERLIN ET Cᵉ,

rue Neuve-des-Bons-Enfants, 3.

PHYSIOLOGIE DESCRIPTIVE

DES

TRENTE BEAUTÉS

DE LA FEMME

ANALYSE HISTORIQUE
DE SES PERFECTIONS ET DE SES IMPERFECTIONS,
TEMPÉRAMENTS, PHYSIONOMIES, CARACTÈRES, CONSEILS HYGIÉNIQUES,
SOINS DE TOILETTE. — FORMULAIRE DE LA BEAUTÉ.

PAR A. DEBAY

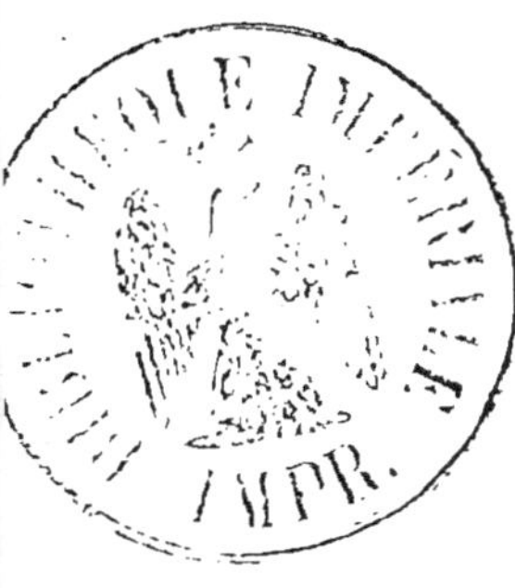

Troisième Édition

PARIS

E. DENTU, LIBRAIRE-ÉDITEUR

PALAIS-ROYAL, 13, GALERIE D'ORLÉANS.

1858

LA FEMME.

CHAPITRE PREMIER.

DESCRIPTION DES TRENTE BEAUTÉS DE LA FEMME.

La femme est, sans contredit, un des chefs-d'œuvre, une des gloires de la création. C'est la brillante fleur qui relève le coloris de la nature et féconde le genre humain de ses doux parfums; c'est le rayon d'amour qui dissipe l'indifférence, qui réchauffe les sens et l'âme. Dieu, en créant la femme, la dota de toutes les richesses de l'organisation, de toutes les perfections de la forme, afin qu'elle fût la plus belle et la plus charmante des créatures Et, en effet, nul être sur la terre n'offre autant de grâces, d'élégance et d'attraits. Examinez ce beau corps de jeune femme : quel ensemble harmonieux ! quelle délicatesse de détails ! partout la ligne glisse sur des surfaces veloutées, partout elle ondule mollement, se renfle, s'arrondit en reliefs, ou se déprime et se cache avec mystère ; jamais d'angles ni de saillies brusques, toujours des courbes suaves, ravissantes et de moelleux contours. Admirez cette longue et soyeuse chevelure qui ondule sur l'ivoire de ses épaules ; regardez ses beaux yeux pleins de tendresse et d'amour ; et sur sa jolie bouche qu'embellit le sourire, ne devinez-vous pas une promesse de bonheur? car, ainsi que la fleur, sur le rameau, promet un fruit, de même le sourire sur des lèvres de femme promet un plaisir. Et puis, la douceur de sa peau, la délicatesse de sa main, dont le contact vous fait tressaillir ; la souplesse de sa taille, la légèreté de sa marche, la grâce répandue dans ses moindres mouvements, tout annonce en elle un être fait pour charmer, pour plaire et être aimé. Oui, la femme possède, au suprême degré, cette beauté gracieuse, attrayante, qui, en inspirant l'amour et l'admiration, lui assure à jamais le doux empire des cœurs.

Ce fut particulièrement chez la nation et les colonies grecques que la beauté de la femme devint l'objet d'une éducation toute spéciale. Les enfants des deux sexes étaient conduits au gymnase pour s'y livrer aux exercices du corps. Des lois réglaient les âges les plus favorables au mariage, et prohibaient strictement les unions disproportionnées. Aussi, ne voyait-on pas, comme aujourd'hui, la vieillesse s'unir à la jeunesse, les nains aux géants, les êtres difformes aux êtres bien conformés, les sujets malingres et portant les germes d'affreuses maladies, se marier entre eux ! De cet état de choses, et de la vie réglée des femmes enceintes, il résultait une génération saine, robuste et parfaitement constituée. Si l'on ajoute à ces conditions de perfectionnement physique, les soins incessants que prenaient les mères d'écarter de leurs filles tout ce qui pouvait nuire au développement de leurs charmes, et de les entourer de tout ce qui pouvait leur être favorable ; si l'on tient compte de ces fameux *concours de la beauté*, où la femme jugée la plus belle, était couronnée avec solennité aux yeux d'une foule immense, on croira sans peine aux prodiges opérés par la beauté des femmes grecques.

Appréciateurs enthousiastes de la beauté physique, les Grecs furent les premiers qui déifièrent la perfection des formes féminines, sous les traits d'*Aphrodite* (Vénus) ; ils élevèrent de nombreux autels à cette déesse, et leurs artistes multiplièrent en tous lieux ses charmantes images. Pygmalion, Zeuxis, Scopas, Praxitèle, Phidias, Polyclète, Lysippe, ces grands maîtres de l'art plastique, fixèrent invariablement les lignes, proportions et rapports des diverses régions du corps humain.

La beauté d'Hélène, qui eut un si grand retentissement dans l'antiquité, servit de base à Zeuxis pour établir les qualités, proportions et rapports qui constituent la beauté parfaite, selon l'art. Le portrait qu'il fit de cette princesse célèbre, réunissait, d'après Scaliger, les trente beautés suivantes :

Trois choses blanches :

La peau, les dents et les mains.

Trois noires :

Les yeux, les cils et les sourcils.

Trois roses :

Les lèvres, les joues et les ongles.

Trois longues :

Les cheveux, la taille et les doigts.

Trois courtes :

Les dents, les oreilles et les pieds.

Trois étroites :

La bouche, la ceinture et le fait.

Trois larges :

Le bassin, la poitrine et l'entre-seins.

Trois grosses :

Le bras, la cuisse et le mollet.

Trois moyennes :

Les seins, le nez et la tête.

Trois minces :

Les doigts, le poignet et le bas de la jambe.

Un de nos poëtes du dix-septième siècle composa sur ce thême le morceau suivant :

Trente points à la femme il faut pour être belle :
Trois de blancs, trois de noirs, trois de rouge couleur,
Trois de courts, trois refaits, trois de longue valeur,
Trois grêles, trois serrés, trois de large modèle,
Et trois moyens encor, le tout parfait en elle.
La peau blanche et les dents ; l'œil noir est le meilleur,
Cils noirs et noirs sourcils, nez droit dans sa longueur,
Longs cheveux, longues mains et limpide prunelle ;
Pied court, oreille et dents, ceinture et fait étroit,
La bouche tout ainsi que l'entre-œil large soit.
Le bras et le mollet doivent s'offrir, en elle,
Arrondis, potelés ; et la lèvre et le crin,
Et les doigts déliés ; chef, col et tétin,
Moyens et compassés comme Hélène fut telle.

La réunion de ces trente qualités, exigées pour une beauté accomplie, se rencontre rarement chez la même personne ; mais, lorsqu'une ou plusieurs qualités font défaut, la nature établit toujours de larges compensations ; en sorte que les charmes de telle région du corps suppléent aux imperfections de telle autre. La femme est, d'ailleurs, l'être gracieux par excellence, et, à ce titre seul, elle aura toujours des adorateurs.

Milton reconnaissait cette vérité, et l'attestait dans ces vers :

De la divinité, douce et fidèle image,
O toi ! son plus parfait et son dernier ouvrage ;

O toi, qui fais briller tous ces dons précieux
Qui charment, à la fois, et le cœur et les yeux,
Grâces, gaîté, candeur, tendresse, modestie ;
Toi qui sèmes de fleurs le sentier de la vie,
Assemblage touchant de beauté, de vertus,
    Qui peut te résister, ô femme !...

A plusieurs siècles de distance, Corneille Agrippa et Dechesnel eurent la même idée sur l'excellence de la femme.

Dieu mit six jours à former l'univers,
Et pour régner sur tant d'êtres divers,
Il créa l'homme à sa divine image.
Content de tout, il le trouva si bien,
Que par la femme achevant son ouvrage,
A ce chef-d'œuvre il n'ajouta plus rien.

Dans un corps bien proportionné, les mesures suivantes se trouvent être d'une justesse remarquable.

La hauteur du corps est égale à cinq fois le diamètre de la poitrine, d'une aisselle à l'autre.

Dix fois la longueur de la main donnent également la hauteur de l'individu.

Le centre de la figure humaine doit être placé à la symphyse pubienne. De ce point, le corps se divise en deux parties égales ; l'une supérieure, l'autre inférieure.

TÊTE. — Selon les règles de l'art, une tête de

femme, bien proportionnée, forme la septième partie de la longueur du corps ; c'est-à-dire que la hauteur de sa taille est égale à sept *têtes* ou *faces*. Chez l'homme, la taille ou hauteur du corps est égale à huit têtes.

Comme siége de l'intelligence, la tête est la plus noble région de toute l'économie. La somme des facultés intellectuelles se trouve en rapport avec la belle conformation de la tête et du cerveau. Une tête trop grosse ou trop petite s'éloigne également du type de beauté adopté par l'art et l'expérience.

VISAGE. — Sa hauteur, de la naissance des cheveux au menton, doit être équivalente à la distance comprise entre les deux extrémités temporales des sourcils.

L'ovale du visage le plus gracieux, est celui dont les lignes, s'élargissant peu à peu, vont se rejoindre au sommet du front par un arc de cercle.

CHEVELURE. — Une longue chevelure est un des plus beaux ornements que la nature ait départi aux femmes. Les cheveux doivent être régulièrement implantés dans la peau du crâne, de manière à laisser un espace convenable aux belles proportions des régions frontale et temporales. Un front trop couvert est disgracieux ; un front trop découvert est aussi un défaut ; il en est de même pour les tempes. —Les couleurs les plus estimées sont la noire et la blonde : selon les goûts, on donne la préférence à l'une ou à l'autre ; mais, en principe, elles sont également belles, et il est difficile de décider à laquelle des deux on doit donner la préférence.

Le Front. — La beauté du front dépend de ses proportions en rapport avec l'ovale du visage. Trop large ou trop étroit, trop élevé ou trop bas, sont des imperfections qui nuisent à l'ensemble des traits. La peau du front, d'un blanc mat, exempte de replis, de sillons, de creux et de reliefs, sera parfaitement unie dans toute son étendue ; au calme et à la pureté de ses lignes, on juge de la douceur du caractère et de la sérénité de l'âme.

Les Yeux, ces brillants miroirs où viennent se réfléchir nos affections, doivent avoir un *module* de longueur et être fendus horizontalement. Les *yeux noirs* ont plus de vivacité, font jaillir plus de feux que les *yeux bleus* ; mais ceux-ci annoncent plus de tendresse et des passions tranquilles. Les yeux fendus en amandes sont réputés les plus beaux.

Les Sourcils bien marqués et terminés en pointe filiforme vers l'extrémité temporale, sont les plus estimés. Des sourcils épais et fortement arqués, impriment à la physionomie quelque chose de sévère et de dur ; au contraire, les sourcils délicats qui s'éloignent peu de la ligne droite, donnent au visage beaucoup de douceur et de franchise.

Les Cils longs et soyeux, régulièrement implantés et parfaitement isolés les uns des autres, forment la bordure indispensable aux deux paupières. Les yeux ainsi encadrés sont remplis de charmes et rien ne résiste à leur puissance.

Les Joues. — C'est dans leur parfaite symétrie, dans l'harmonie des courbes, dans leur teinte rosée et leur fraîcheur, que réside la beauté. La ligne qui limite la joue et s'étend de l'aile du nez au menton, doit être délicatement dessinée pour donner au visage la grâce et l'expression.

Le Nez est la partie la plus saillante du visage ; sa longueur doit être égale à celle du front et sa grosseur proportionnée aux autres traits de la face. Le nez grec est le plus parfait, parce qu'il conserve la ligne droite et s'ouvre par deux narines de médiocre longueur, arrondies en arrière, légèrement cintrées à leur partie moyenne et terminées en pointe mousse. Pour être irréprochable, le contour intérieur des narines exige une grande délicatesse.

La Bouche.— C'est le charmant asile du sourire, le siége de l'éloquence et le trône du baiser :
sa forme la plus parfaite est celle d'un arc dé-
tendu que les artistes grecs comparaient à l'arc
de l'Amour. Deux lèvres fraîches et vermeilles,
dont les lignes vont se rejoindre, en mourant,
dans les commissures, sont les plus belles ; cette
fusion des lignes doit être d'une grande délicatesse pour former ces gracieux enfoncements où
se cache l'essaim des ris en attendant que le
plaisir leur donne l'essor. — Des Gencives fraîches et vermillonnées, dans lesquelles sont en-
châssées des Dents blanches et bien rangées, composent les traits principaux d'une jolie bouche.

La houppe du Menton, délicatement arrondie,
doit être exempte de fossette ; car cette fossette
interrompt l'harmonie des lignes et nuit à la pureté du contour.

Le Cou, véritable pivot de la tête, doit offrir,
en hauteur, deux longueurs de nez, et, en cir-
conférence, deux grosseurs de poignet. Un cou
dégagé des épaules, exempt d'empreintes tendineuses et de veines, mince à sa partie supérieure, large à l'inférieure, réunit toutes les
conditions de beauté.

Les Épaules charnues, égales en hauteur, légèrement arrondies, et dont les courbes insensi-

bles vont se perdre dans la gouttière dorsale, sont une des régions les plus attrayantes du corps de la femme.

La Poitrine. — Contrairement à l'opinion du jour, née de la funeste mode du corset, la poitrine doit être plus étroite à son sommet qu'à sa base, afin de loger commodément le cœur et les poumons, organes essentiels à la vie (1).

C'est sur la poitrine que naissent et se développent ces deux hémisphères d'albâtre, vrais trésors de l'organisation féminine : les seins!... A ce nom, le désir de contempler, d'admirer, naît dans tous les cœurs; car ces organes réunissent en eux toutes les richesses, toutes les voluptés de la forme : délicatesse de lignes, suavité de contours et ravissante blancheur. Leur perfection exige cette élastique fermeté, devenue si rare depuis l'usage du corset. — La gouttière intermammaire, c'est-à-dire l'espace qui sépare les deux seins, équivaudra à la largeur d'un de ces organes. Les plus beaux seins doivent offrir une large base et se terminer en un cône arrondi, ainsi que ceux de la Vénus de Médicis, type luxuriant de beauté féminine.

---

(1) Voyez, à ce sujet, l'*Hygiène de la Poitrine*, chez Dentu, Palais-Royal, à Paris. Prix : 2 fr.

Les Bras, moelleusement attachés aux épaules, seront exempts d'empreintes tendineuses et d'une rondeur irréprochable ; leur grosseur ira en diminuant d'une manière insensible, de l'attache au coude. A partir des Coudes, les lignes devront se renfler, puis diminuer, et se perdre dans l'articulation du poignet.

La Ma:n doit être allongée, potelée et armée de doigts bien articulés, gros à leur naissance, effilés à leur bout et arrondis dans toute leur longueur. L'extrémité libre des doigts sera garnie d'ongles cintrés, roses et transparents. La blancheur de la main est une condition nécessaire à sa beauté.

Le Bassin doit être large, évasé, pour laisser un champ libre aux mystères de la reproduction. — La chute des reins doit être accusée par une légère cambrure, pour faire ressortir le renflement arrondi qui termine le buste.

Les Jambes servent de colonnes à l'édifice humain ; il est nécessaire qu'elles soient douées d'une solidité en rapport avec le poids du corps et l'énergie des divers mouvements de progression et de saltation. Elles seront donc solidement attachées au bassin ; leur grosseur ira toujours en diminuant jusqu'au genou, dont la rotule devra rester cachée dans le tissu cellulaire. — Le Mollet naîtra insensiblement du jarret, se renflera peu à peu, atteindra son plus fort développement vers le tiers supérieur du tibia, puis diminuera de même jusqu'à ce que ses lignes se perdent autour des malléoles. Ainsi construite, la jambe aura toute la finesse désirée.

Les Pieds seront petits, étroits, garnis d'orteils bien gradués. La plante du pied formera une voûte légère, du talon à l'éminence tarsienne.

Tels sont les principaux traits qui caractérisent la beauté physique ; mais la beauté parfaite exige encore deux autres qualités : le coloris et l'expression. La blancheur de la peau, la teinte rosée des joues, l'incarnat des lèvres, la fraîcheur de la carnation, l'animation des traits par les sentiments et passions, etc., sont le complément indispensable à sa perfection.

La beauté exige encore une dernière condition : la *symétrie ;* c'est-à-dire l'exacte ressemblance des organes doubles et la régularité des parties simples. L'irrégularité fait manifestement sentir toute l'importance de la symétrie. Ainsi, deux seins de différent volume, deux joues, deux yeux dissemblables, deux bras d'inégale longueur, une épaule plus élevée que l'autre, un nez qui dévie de la ligne droite, etc., sont des vices incompatibles avec la beauté. Les femmes savent instinctivement cela ; celles qui sont affligées de quelques-uns de ces défauts emploient des moyens plus ou moins ingénieux pour les dissimuler.

Les moyens de cultiver la beauté, de conserver la fraîcheur et le coloris de la peau, de traiter les diverses maladies qui en ternissent l'éclat, de combattre, enfin, toutes les altérations de formes et de couleur, sont indiqués dans nos divers ouvrages sur l'hygiène des régions du corps, nous y renvoyons nos lectrices (1).

Dans le double intérêt de leur beauté et de leur santé, nous donnons aux dames le conseil de rejeter de leur toilette cette foule de cosmétiques prônés, dans les journaux, par le charlatanisme. Les prôneurs de ces eaux, lotions et pommades merveilleuses, sont, en général, des gens de bas étage, dont l'unique but est le gain sordide. Lisez, Mesdames, à ce sujet, l'intéressant ouvrage intitulé : *Les Parfums de la toilette,* et vous serez éclairées sur la mauvaise foi de cette parfu-

---

(1) Sous le titre d'*Encyclopédie hygiénique de la Beauté*, sont compris : 1° Hygiène des cheveux ; — 2° Hygiène du visage ; — 3° Hygiène des pieds et des mains ; — 4° Hygiène des baigneurs ; — 5° Hygiène de la voix ; — 6° Hygiène de la beauté humaine, dans ses formes et sa couleur ; — 7° Hygiène vestimentaire ; — 8° Hygiène du mariage. — Chez Dentu, Palais-Royal, à Paris.

merie charlatane, véritable fléau de la beauté.

Les personnes intelligentes comprendront facilement que l'art de préparer les produits favorables à la chevelure et à la peau, exige des connaissances médicales et chimiques; or, il est rationnel de rejeter, comme pouvant être dangereux, tous les produits qui n'offrent point cette garantie scientifique.

Il existe, heureusement, quelques grandes maisons de parfumerie où s'est réfugiée la bonne foi; c'est donc à elles qu'on doit s'adresser pour tous les articles de toilette. Parmi ces grandes parfumeries, on cite, en première ligne, la maison ED. PINAUD, connue depuis longtemps par sa loyauté, par la supériorité de ses produits et par l'excellente composition de ses formules, faites selon les règles de l'art. Nous en donnerons la preuve en relatant, à la fin de cet ouvrage, quelques-unes des recettes les plus usuelles et qui pourront être d'une grande utilité à nos lectrices.

CHAPITRE II.

ORGANISATION PHYSIQUE ET MORALE DE LA FEMME.

SECTION PREMIÈRE.

ORGANISATION PHYSIQUE.

L'organisation physique de la femme, loin d'être inférieure à celle de l'homme, ainsi que l'ont prétendu certains philosophes qui n'étaient ni anatomistes, ni physiologistes, se trouve en tous points semblable, hormis les organes qui constituent la féminité ; mais elle lui est supérieure par le développement et la délicatesse du système nerveux. Le tableau des évolutions de la vie, dans l'un et l'autre sexe, en fournira la preuve.

Dans la première enfance, les deux sexes semblent se confondre : même faiblesse, mêmes besoins, même son de voix, même constitution ;

l'homme et la femme entrent tous deux dans la vie d'un pas chancelant, et le nom d'enfant leur est commun. A mesure qu'ils dépassent l'un et l'autre leur premier septenaire, des goûts différents se manifestent : la jeune fille, quoique aussi bruyante que le jeune garçon, est plus sédentaire, plus docile, plus caressante, plus affectueuse. Elle devine déjà que c'est par la douceur, la modestie et les grâces qu'elle doit régner un jour. Le goût de la parure semble inné chez elle ; son instinct pour tout ce qui est coquet et joli se montre de bonne heure ; elle parle plus tôt et mieux que le petit garçon ; son esprit et son jugement sont plus précoces ; sa gentillesse et la légèreté de ses mouvements contrastent avec la brusque pétulance du petit garçon. — Lorsque la jeune fille approche de son second septenaire, elle s'élance et croît comme une fleur aux chaudes émanations du printemps ; les formes empâtées de l'enfance se résolvent en lignes élégantes ; les courbes se dessinent, les contours s'arrondissent, la puberté s'établit. A cette époque, la jeune fille oublie les jeux qui la charmaient naguère ; elle devient pensive, rêveuse ; souvent elle est en proie à d'indéfinissables inquiétudes et s'attriste aux signes de la puberté qui, jusque-là, lui étaient inconnus. Des rêves fatigants interrompent son sommeil, son cœur se remplit d'alarmes, sa peau devient le siége d'efflorescences passagères, elle pâlit et rougit tour à tour; elle éprouve parfois des mouvements fébriles, des éblouissements, des vertiges; tout concourt à la jeter dans un trouble inexprimable. Mais ces signes de la puberté se régularisent bientôt, et la jeune fille a franchi pour toujours les limites qui la séparaient de la femme. Alors, chaque jour ajoute à ses attraits; plus timide, plus réservée, un sentiment la possède tout entière, le sentiment de la pudeur. A ce sentiment qui la retient sous ses lois, un autre succédera bientôt, celui de l'amour! car la nature imposa aux femmes le but de la maternité, et celles qui veulent s'y soustraire se préparent, avec d'affreuses maladies, un avenir de tristesse et de douleurs.

L'âge de l'amour est l'âge de la vigueur physique et de l'énergie morale; le cœur bat si vite et si fort, stimulé qu'il est par tant d'émotions, qu'il se briserait s'il n'était doué d'une vitalité puissante.

A cette phase de la vie où la nature appelle la femme à perpétuer sa race, un léger embonpoint comble les cavités, efface les saillies de sa charpente osseuse; les lignes et contours s'arrondissent délicieusement; la peau, en conservant sa première fraîcheur, revêt une teinte plus chaude, ses yeux lancent des feux plus vifs, son sourire est plus éloquent, les mouvements de son corps mieux assurés, plus gracieux ; c'est alors que la femme brille dans tout l'éclat de ses charmes, dans toute la splendeur de sa beauté.

Nous ne nous arrêterons pas davantage sur les perfections de la forme féminine, cette question ayant été traitée, avec tous les développements et détails qu'elle comporte, dans notre ouvrage intitulé : *Hygiène et perfectionnement de la beauté humaine, spécialement chez la femme;* nous y renvoyons le lecteur.

SECTION II.

ORGANISATION MORALE. — APTITUDES INTELLECTUELLES. — ÉDUCATION.

Si le cerveau est l'organe de la pensée, si la somme des facultés intellectuelles est en raison du développement normal et des fonctions de cet organe, la femme doit nécessairement être égale à l'homme, quant à l'intelligence, car l'anatomie physiologique démontre qu'il existe une parfaite conformité entre le cerveau de l'un et de l'autre sexe.

Mais s'il en était ainsi, objectera-t-on, pourquoi les femmes ne marchent-elles pas les égales des hommes dans le domaine des arts et des sciences? Si quelques femmes les cultivent avec fruit, ce n'est qu'exceptionnellement; et, dans ce cas encore, pourquoi celles-ci sont-elles inférieures à ceux-là? Pourquoi, je vais vous le dire.

Le sexe masculin est le plus fort, et, de tous temps, la loi du plus fort s'imposa au plus faible. Les hommes ont fait les lois sans la participation des femmes; il est hors de doute que si elles eussent été du conseil, les choses se seraient passées autrement; elles n'auraient pas manqué de bonnes raisons et d'adresse pour faire valoir leurs droits. Mais cette loi du plus fort, qui pesait incessamment sur elles, ne leur laissa aucune liberté d'action. Ensuite, les préjugés, les coutumes, l'habitude, les assujettirent peu à peu aux hommes, et c'est ainsi qu'elles ont vécu dans cette dépendance depuis le commencement des sociétés.

Ce n'est donc ni à l'infériorité d'intelligence, ni au défaut d'aptitude, qu'il faut attribuer cette inégalité, mais c'est à l'éducation qu'on donne à la jeune fille, c'est aux diverses influences organiques, et surtout à l'instinct de la maternité si puissant chez la femme; car il est à remarquer que la femme stérile, ou qui se voue au célibat, perd les attributs de son sexe et se virilise ; alors elle peut entreprendre et consommer les travaux qui semblent être l'apanage de l'homme.

La femme possède les mêmes aptitudes intellectuelles que l'homme, et, de même, que lui peut réussir dans les diverses branches de l'art et de la science. Il existe, néanmoins, une différence à l'avantage de la femme, c est qu'elle conçoit plus rapidement que l'homme et apprend avec plus de facilité.

Les occupations domestiques dévolues à la femme, absorbent une grande partie de son temps et s'opposent aux travaux soutenus de l'esprit ; mais, en supposant qu'elle voulût s'affranchir des soins domestiques pour consacrer tout son temps aux spéculations de la pensée, il nous paraît hors de doute qu'elle égalerait l'homme, puisque l'esprit n'a point de sexe. — Si l'on demande pourquoi il y a moins de savantes que de savants, la réponse est facile : c'est parce que les occupations intérieures, les soins de la maternité éloignent la femme de l'étude des sciences, et nullement par cause d'infériorité intellectuelle. — Je ne veux pas conclure de là que toutes les femmes sont capables d'études sérieuses, transcendantes ; mais n'en est-il pas de même pour les hommes? Le nombre des savants n'est-il pas fort restreint ; et cependant une foule d'hommes étudient les sciences. Il est très-présumable que si l'instruction était la même pour les deux sexes, il y aurait moins de fruits-secs parmi les femmes que chez les hommes.

Des philosophes, complétement étrangers à la physiologie du cerveau, ont refusé aux femmes la faculté de généraliser les idées ; émettre une opinion n'est pas en donner la preuve ; or, cette assertion est fausse. Si l'on ne rencontre que peu de femmes qui possèdent la faculté de généraliser, on peut en dire autant à l'égard des hommes.

Je reste convaincu, avec les philosophes naturalistes, de l'aptitude des femmes à atteindre tout ce qui est grand, à surmonter tout ce qui est difficile. L'esprit, je le répète, n'a point de sexe ; la prétendue infériorité d'intelligence dont on accuse la femme n'a d'autre source que son éducation ; et dans cette éducation on reconnaît la loi du plus fort, l'orgueil et le despotisme de l'homme.

SECTION II.

ÉDUCATION.

Chez presque tous les peuples, tant anciens

que modernes, l'éducation de la femme a toujours été très-imparfaite; pour peu qu'on réfléchisse à cet état de choses, on découvre l'oppression permanente du sexe fort, qui veut maintenir sous sa dépendance le sexe faible. On voit d'un côté sa tyrannie sous des dehors polis, et, de l'autre, l'esclavage sous des chaînes dorées. Aujourd'hui, quoique les lumières de la civilisation aient rendu à la femme la place qu'elle mérite, son éducation se traîne encore dans l'ornière de la vieille routine, et son instruction est restée très-imparfaite. En effet, la jeune fille passe les plus belles années de son adolescence dans un pensionnat où on lui enseigne, tant bien que mal, la grammaire, le calcul, l'écriture, le dessin, la musique, la danse, un peu d'histoire, de géographie, de rhétorique, etc. Mais dans cet enseignement on ne voit point figurer la logique, la philosophie, l'économie domestique, les éléments d'histoire naturelle, de physique, de physiologie, de médecine et d'hygiène privée; cette dernière surtout devrait être le complément de toute bonne éducation.

On fait perdre un temps précieux aux jeunes demoiselles à leur apprendre des futilités, à leur farcir l'esprit de subtilités grammaticales et de fleurs de rhétorique, tandis que l'enseignement

essentiel est complétement oublié. En effet,
qu'importe au mari que sa femme soit versée
dans les *tropes*, qu'elle sache ce que c'est qu'une
métonymie, une *synecdoque,* une *catachrèse !...*
cette science de mots et de figures, qui ne fait
ordinairement que des pédantes ou des précieuses
ridicules, est d'une parfaite inutilité dans l'administration de la maison.

La première faculté à développer, c'est le JU-
GEMENT, qui nous dirige et nous conduit dans
toutes les positions de la vie. Le jugement s'applique à tout, et c'est cette précieuse faculté
qu'on néglige le plus d'exercer. Tous les efforts
de l'instruction convergent vers ce qu'on appelle
l'esprit; et, cependant, qu'est-ce que l'esprit sans
le jugement? Une plante sans culture, poussant
des rameaux çà et là, et dont les fruits plaisent
aux yeux, mais manquent de saveur. Or, ce qu'il
faudrait cultiver, en première ligne, c'est le jugement; ce qu'il faudrait apprendre aux jeunes
filles, ce seraient les diverses branches de l'art et
de la science qui peuvent tourner au profit, au
bonheur de la famille; là devrait être le but de
toute bonne éducation. Mais, hélas! il en est autrement; soit habitude ou préjugé, soit par une
barbare politique, le sexe faible est éloigné des
études sérieuses, de ces études qui, en élargissant

son intelligence, élèverait la femme au niveau de l'homme.

Après six ou huit années de pensionnat, la jeune fille rentre chez ses parents, sachant, toujours tant bien que mal, ce qu'on lui a enseigné, mais parfaitement étrangère à l'art de raisonner et de se diriger dans la vie de femme où elle doit bientôt entrer. Au lieu d'éclairer son esprit, de former son jugement, on n'a développé que l'imagination et la mémoire ; au lieu d'élargir le cercle de ses idées par l'enseignement d'une saine philosophie à sa portée, on s'est, au contraire, efforcé de le rétrécir, en lui inculquant, dès le bas âge, des croyances superstitieuses, de folles, d'absurdes terreurs ; d'où résulte cette intolérance qui rend les vieilles filles haineuses, médisantes, insupportables. Enfin, au lieu de donner aux demoiselles une instruction solide, on les éloigne de toute occupation sérieuse ; on les entretient de mille bagatelles, de mille futilités, de telle sorte que leur jugement étant resté inculte, elles sont presque toutes superficielles, frivoles, irréfléchies. Lorsqu'elles entrent dans le monde, les hommes mettent le comble aux défauts de cette éducation par leurs compliments insidieux et leurs fallacieux hommages. Les femmes dont l'âge a refroidi les prétentions, ajoutent encore aux tristes effets de cette éducation, en flattant leur amour-propre. C'est un ange de beauté, un chérubin, que cette jolie enfant ! expressions banales, qu'on se croit obligé d'employer, parce que madame telle, qui donne le ton et la mode, s'en sert à tous moments. Remarquez-le bien, cela veut dire que la jeune fille est belle, charmante, qu'elle aura des adorateurs. Cette comparaison s'applique aux qualités physiques et non aux vertus. A quoi peut conduire une telle adulation? A la vanité, à la coquetterie, et souvent, hélas ! à d'affreuses déceptions.

Objets de soins empressés et de louanges le plus souvent perfides, les jeunes demoiselles aspirent l'encens qu'on leur prodigue, sans songer à l'ivresse, et peu à peu l'ivresse arrive. Alors, pressées par le besoin d'être admirées, louangées, adorées, elles suivent la pente qui les entraîne vers la coquetterie; leur temps se passe entre le miroir et la toilette; elles cultivent incessamment l'art de parler aux yeux, et se composent un arsenal de minauderies, de ruses, de malices, pour s'entourer d'adorateurs. A la coquetterie succède bientôt la dissimulation, la vanité, la sottise et tous les vices de l'amour immodéré de plaire. Alors, toute idée sérieuse s'est enfuie du cerveau de la femme, elle ne pense plus qu'à augmenter le nombre de ses jupons, de ses rubans et de ses dentelles; son occupation favorite est d'essayer les nouveautés venant de la couturière et de la modiste; son unique étude est de briller par ce fade esprit de salon auquel se laissent prendre les gens superficiels ou de peu d'expérience, mais qui fait dire aux hommes sensés : « Je ne voudrais point de toi pour ma femme. »

Lorsque l'époque du mariage est arrivée pour les jeunes personnes ainsi élevées, c'est bien souvent une époque d'amères déceptions; car, loin de considérer l'avenir tel qu'il sera, elles ne l'aperçoivent qu'à travers le prisme de leur imagination. Les unes se prennent au mariage comme dans un filet; les autres s'y jettent follement, comme elles se rouleraient sur un tapis de fleurs, sans prendre garde aux épines qu'il cache; et lorsque la réalité vient détruire les beaux rêves de la veille, l'inévitable désillusion s'opère, les peines arrivent, les chagrins se multiplient, et le cœur s'ulcère, hélas! bien souvent sans espoir de guérison.

Les considérations précédentes prouvent clairement que l'éducation physique et morale des jeunes filles est de la plus haute importance pour leur règle de conduite et leur bonheur dans l'avenir. Que l'éducation faite dans les pensionnats n'atteint pas le but désiré dans ce sens, qu'elle tend à développer l'imagination au détriment de la raison.

Une des causes de cet état vicieux de choses se rencontre dans le programme de l'Université, relativement aux jeunes personnes qui se destinent à la profession d'institutrice ; car ce programme, nous n'hésitons pas à le dire, exige des connaissances tout à fait accessoires, sinon inutiles à la femme, et garde le silence sur des connaissances indispensables, telles que des cours élémentaires d'hygiène et de médecine domestiques, des notions sur l'économie intérieure, l'art culinaire, la nature et les qualités des divers aliments, etc., dont l'application se fait tous les jours (1).

Une autre cause, non moins active, se trouve dans l'énorme influence qu'exerce le clergé sur les institutions de demoiselles ; cette influence arrive à un tel degré, surtout dans les villes de province, qu'une institutrice qui déplairait à ce corps verrait, en peu de temps, ses élèves diminuer, et perdrait bientôt son établissement.

---

(1) Voyez la *philosophie du Mariage*, où se trouve exposé le plan d'éducation rationnelle le plus favorable au développement de l'intelligence.

L'éducation de l'enfance doit être complétement exempte de tout ce qui peut fausser le jugement et porter atteinte au développement de la raison. On doit en exclure ces récits merveilleux qui inspirent la crainte, car le merveilleux engendre la superstition, et celle-ci gâte le cœur et porte le trouble dans le cerveau.

C'est pendant le jeune âge que les idées superstitieuses se greffent plus profondément dans l'esprit; une fois qu'on en est infecté, c'est pour toute la vie : les terreurs naissent, la raison avorte, l'être humain s'abrutit et marche aveuglément aux ordres du terrible fantôme qui le pousse. Oh! c'est un affreux malheur pour l'humanité que cette éducation. Les philosophes et moralistes de toutes les époques ont bien senti que l'éducation superstitieuse du jeune âge retentit sur la vie entière, et que la volonté la plus forte ne peut se débarrasser de ses langes; c'est pourquoi ils n'ont cessé de demander une éducation exempte de mystères, une éducation en rapport avec l'âge et dépouillée de tout ce qui est incompatible avec la raison; la raison, ce divin flambeau que l'orgueil et l'intérêt de quelques-uns cherchent incessamment à éteindre.

Mères de famille, retenez bien ceci : la morale est le soutien des sociétés, de même que la superstition en est le fléau. C'est donc la morale, rendue sensible par l'exemple, qu'il faut apprendre de bonne heure aux enfants; mais la vraie morale, celle qui développe les beaux sentiments de l'amour du prochain, de solidarité humaine ; là est le secret de leur bonne et utile conduite dans l'avenir.

L'instruction religieuse ne doit se faire qu'à l'âge où l'enfant peut en comprendre l'importance, et doit être en tout conforme au but humanitaire. Les idées religieuses inculquées à l'adolescence seront riantes, douces et sublimes de pureté ; jamais tristes, jamais terribles et portant l'effroi dans les cœurs. L'idée de la cause première doit être environnée de toutes les perfections, et complétement isolée de ces petites passions humaines, telles que la colère, la vengeance, qu'on n'a pas craint d'attribuer à l'Être-Suprême. C'est la raison et la reconnaissance qui doivent dresser des autels au souverain auteur de toutes choses, et jamais la crainte, jamais la superstition ; car la superstition, en favorisant la pente naturelle des femmes vers l'exagération, les livre à une sorte de démence. C'est le Dieu qui brille dans le soleil, qui se manifeste dans la verdure et les fleurs, qui sourit à la nature que l'on doit adorer ; c'est le Dieu de paix et de bonheur. La plus entière confiance dans sa bonté est un devoir; le plus léger doute serait un blasphème !

Si la vie est un bienfait, nous devons reconnaissance à l'être Tout-Puissant qui nous l'a donnée; mais cette reconnaissance doit exclure toute idée, toute manœuvre superstitieuse, et se concentrer dans une muette et profonde adoration. Cette reconnaissance du bienfait de la vie doit aussi se manifester dans la pratique incessante des vertus sociales; car, sans elle, la reconnaissance et l'adoration restent stériles.

Cette digression sur l'éducation des jeunes filles tend à démontrer, d'une part, que l'éducation étroite, bornée, routinière, telle qu'on la donne dans les couvents, sans exceptions, et dans la grande majorité des pensionnats, ne peut qu'abâtardir la raison et mettre obstacle au libre développement des facultés intellectuelles; d'où la profonde ignorance des femmes sur leurs devoirs sociaux; d'où l'atonie du cœur, l'intolérance, la haine envers ceux qui ne professent pas les mêmes croyances. Lisez l'ouvrage du professeur Michelet sur le *Prêtre, la Femme et la Famille*, et vous y verrez se dessiner en relief les trop fâcheuses conséquences d'une semblable éducation.

D'une autre part, nous croyons que c'est à l'enseignement imparfait qu'on doit attribuer le petit nombre de femmes qui entrent en lice avec les hommes dans la carrière des sciences et des arts; car, nous le répétons, même organisation cérébrale, et, par conséquent, même aptitude intellectuelle. En outre, un système nerveux plus impressionnable et des facultés plus promptes à saisir. Qui oserait nier que la jeune fille n'apprendrait ni aussi vite, ni aussi bien que l'adolescent, le grec, le latin, la physique, les mathématiques et tout ce qu'on enseigne dans les colléges, si, comme lui, elle passait huit à dix années sur les bancs, à écouter les divers professeurs enseignant? Évidemment, si l'enseignement était le même pour l'un et l'autre sexe, les résultats intellectuels seraient les mêmes.

Restez-en persuadées, Mesdames, c'est l'instruction frivole du pensionnat qui vous laisse en arrière de l'homme ; car, si au lieu de farcir votre esprit de futilités, on eût développé votre jugement, votre raison, vous arriveriez, sans nul doute, à cette parité intellectuelle que l'homme vous refuse.

C'est, nous le répétons, la superstitieuse éducation de votre jeune âge qui vous rend craintives, intolérantes, quelquefois impitoyables... Si, au lieu de fausser votre raison et d'exalter votre imagination, on eût cultivé cette précieuse faculté qu'on nomme *le bon sens,* oh! n'en doutez pas, vous seriez cent fois plus douces, plus tolérantes, moins pusillanimes et plus heureuses que vous ne l'êtes.

SECTION III.

RÉSUMÉ ANALYTIQUE.

Ainsi donc, parité intellectuelle entre l'homme et la femme; de plus, en mille circonstances, supériorité de celle-ci sur celui-là, et cette supériorité lui est acquise par le fait même de son organisation. L'imagination étant la partie dominante de l'esprit des femmes, leur dictionnaire est, par cette raison, plus étendu que celui des hommes. Le monde réel ne saurait leur suffire, elles s'élancent incessamment dans un monde illusoire qu'elles embellissent des plus riantes couleurs.

La femme conçoit avec rapidité et juge sainement, plutôt par instinct que par réflexion. D'après une disposition particulière de son esprit, qui la porte à envisager les choses telles qu'elles se présentent, la femme fait généralement preuve de bon sens, qualité qui manque à bien des hommes. Elle saisit du premier abord tout ce qui est agréable et léger, trouve des rapports entre les objets les plus distants, aperçoit une foule de circonstances qui déterminent ou empêchent le succès ; elle remonte rarement aux causes, mais elle devine les effets d'une manière prophétique. Son langage est prompt, son élocution facile, parce que, n'ayant jamais en vue que l'objet présent, sa mémoire lui en fournit plus nettement les qualités et défauts ; sa conversation est brillante, ses plaisirs sont assaisonnés de délicatesse et de bon goût. — Ses sentiments sont élevés et toujours tendres ; son amour n'est jamais entaché d'égoïsme comme celui de la plupart des hommes, parce qu'elle donne plus de bonheur qu'elle n'en reçoit. — Elle aime à se parer, à se rendre aimable, attrayante, c'est son droit ; et, si elle sacrifie aux préjugés, à la mode, c'est afin d'être plus belle, plus jolie, plus séduisante, car son ambition est de plaire et d'être adorée. — Enfin, dans tout ce qu'elle entreprend, elle est fine, adroite, persévérante, et montre une sagacité, un tact, une prudence qui la conduisent toujours au but qu'elle veut atteindre. Aussi la femme, portée tout à coup des degrés inférieurs aux premiers rangs de la société, sait-elle mieux prendre le ton et les allures de sa nouvelle condition que l'homme qui, presque toujours, fait alors des gaucheries et montre le bout de l'oreille.

Sans cesse occupée à observer, par le double intérêt d'étendre et de conserver son empire, la femme possède une parfaite connaissance du cœur humain; elle sait démêler tous les plis de l'amour-propre, les faiblesses secrètes, la fausse pudeur, les prétentions déguisées, la vanité, l'orgueil empruntant les couleurs de la modestie, la sensibilité factice, l'hypocrisie et tous ses artifices. Habile dans l'art de plaire à tous, elle réunit et fixe autour d'elle une société d'admirateurs. Indulgente pour la faiblesse qui se montre, discrète pour celle qui se cache, elle sait également respecter les défauts, les volontés et les désirs. Elle devine les besoins, encourage les espérances, partage la joie des uns, calme les peines des autres. Elle déguise ses propres avantages lorsqu'ils doivent froisser des susceptibilités présentes; elle met dans ses manières cette grâce qui séduit les plus indifférents; elle seule pratique l'art des égards et des ménagements avec cette délicatesse qui permet de renvoyer, sans les blesser, les personnes désagréables ou importunes. En un mot, la femme possède le secret d'attirer les plus

indifférents, de policer les êtres les plus grossiers, et d'adoucir les plus âpres caractères.

Tout est amour et sentiments tendres chez la
femme; ce n'est point l'esprit, c'est le cœur qui
donne l'impulsion; la voix du cœur fait presque
toujours taire la voix de la raison. La femme vit
d'amour; son imagination s'exalte, se passionne
pour l'objet aimé; elle en fait une idole et en devient l'esclave; les misères, les souffrances d'autrui l'impressionnent vivement et l'attendrissent,
les plus petits malheurs excitent sa compassion,
et il est rare qu'un acte de bienfaisance n'accom-
pagne point sa pitié.

Les femmes ont une grande influence sur les
destinées des nations; tous les philosophes et les
hommes politiques en conviennent; c'est donc un
fait parfaitement démonté. Il résulte de cette influence que plus les femmes sont appréciées et
estimées à leur haute valeur, plus la civilisation
avance; au contraire, plus elles sont comprimées
ou méconnues, plus les peuples languissent dans
les langes de l'ignorance et de la barbarie. Les
femmes, ainsi que nous venons de le dire, polis-
sent les mœurs âpres, adoucissent les caractères
farouches, disposent à la clémence, et font abolir
les usages barbares; âme de la société, qu'elles
vivifient, elles en sont le plus bel ornement. Leurs

vertus concourent à la puissance des empires, leurs déportements en précipitent la décadence Ainsi, Cornélie représente Rome forte et glorieuse, Messaline, Rome lâche et flétrie. La femme n'est jamais plus heureuse qu'aux époques où sa douce influence a dégrossi les mœurs et développé les sentiments; alors, ses grâces, ses manières séduisantes, son charmant langage, exercent leur magique pouvoir sur l'homme, qui devient, à son tour, son esclave et met son bonheur en elle; alors, c'est l'âge d'or pour les femmes, elles sont reines comme à Paris!

Pour connaître à fond et apprécier la femme, il faut étudier son rôle dans les deux civilisations, ancienne et moderne, ainsi qu'aux diverses phases de ces civilisations. Cette étude a déjà été faite *ex professo*, par l'académicien Thomas, dans son *Essai sur les femmes;* nous ne saurions rien ajouter aux observations profondes de cet auteur, nous nous contenterons d'en faire ressortir les points principaux qui ont trait aux femmes de notre nation.

Chez les Gaulois et les Francs, peuples guerriers, la femme n'est d'abord qu'un instrument de propagation; ce n'est qu'en devenant *Druidesse* qu'elle a droit aux respects, plutôt superstitieux que galants, du sexe barbu. — Les Romains envahissent les Gaules et y sèment des idées nouvelles; la femme se sent attirée vers le vainqueur, et plus d'une Velléda immole sa nationalité à son amour. Cependant l'Empire romain penche vers sa ruine; des flots de barbares l'inondent de toutes parts et s'en partagent les débris; une religion nouvelle vient détrôner les dieux païens, le Christianisme est accepté avec enthousiasme, surtout par les femmes, qui le considèrent comme un moyen d'affranchissement. La doctrine chrétienne leur sourit parce qu'elle est toute d'amour, et que l'amour exclut l'esclavage. L'esprit fera valoir ses charmes; elle aura droit d'émettre son opinion dans les assemblées publiques, et la persuasion coulera souvent de ses lèvres.

Pendant les quatre siècles que durèrent les invasions des peuples guerriers, on s'accoutuma à voir les femmes marcher libres et suivre les armées. Les anciennes mœurs qui les condamnaient à la réclusion étaient tombées, des mœurs nouvelles les remplaçaient; les femmes ressaisissaient habilement la puissance attachée à la beauté et faisaient pressentir l'ère de la chevalerie, lorsque l'établissement de la féodalité vint reconstituer de nouveau la servitude féminine. Le donjon renferma la craintive châtelaine, et la *serve* tremblante devint le jouet des caprices de son seigneur et maître.

Mais le triomphe de la femme va bientôt se manifester; déjà les trouvères chantent ses grâces et sa beauté. Les dames tressent de leurs mains l'écharpe des chevaliers qui surgissent de toutes parts pour les protéger contre la tyrannie et leur rendre hommage. L'Europe entière devient une lice immense où les chevaliers, parés des rubans et des chiffres de leurs maîtresses, combattent pour leur plaire et mériter leur amour. Les donjons sont attaqués, leurs nobles captives sont rendues à la liberté; partout on défend les droits du sexe opprimé, et le courtois chevalier ne demande, pour prix de son sang versé, qu'un regard de celle qu'il adore. Alors, l'amour développait le courage, et la fidélité était inséparable de l'honneur; alors, les femmes, fières de leur empire, s'honoraient des grandes actions de leurs amants et en partageaient la gloire.

Telles furent les mœurs des temps de la chevalerie, où le même homme se montrait tour à tour poëte et guerrier, maniait alternativement la lyre et la lance, chantait sa maîtresse et combattait pour elle. Ces fréquents exemples de l'amour et du courage réunis communiquèrent aux femmes une noble émulation; on vit un grand nombre d'entre elles quitter les paisibles occupations de leur sexe pour endosser la cuirasse et voler aux combats : elles attaquent et défendent les places ; elles accompagnent aux croisades leurs maris et leurs amants, vainquent avec eux ou meurent à leurs côtés. Dans nos guerres de province à province, triste conséquence du morcellement féodal du territoire, partout et toujours la femme joue un rôle ; sa main est forte dans le combat et sa parole éloquente dans le conseil. Elle s'appelle Jeanne d'Arc et Jeanne Hachette pour défendre son roi, Agnès Sorel pour le relever de son voluptueux abattement.

Aux âges de la chevalerie succédèrent les siècles des arts et des lettres, et la femme prouva, en mille circonstances, que la faiblesse de son sexe ne l'excluait pas plus des grands travaux de l'intelligence que des actions héroïques. Dès le treizième siècle, on voit des femmes soutenir publiquement des thèses, haranguer en grec et en latin. Aux quatorzième et quinzième siècles, elles occupent avec distinction des chaires de droit, d'éloquence, de philosophie et de théologie ; l'astronomie, la physique et la médecine sont étudiées par elles avec succès. En Italie, surtout, la femme contribue puissamment à la renaissance des arts et des lettres ; elle se distingue dans la poésie et les œuvres d'imagination ; elle brille dans les académies ; de son aiguille elle fait un pinceau et brode sur la toile des chefs-d'œuvre ; ses mains délicates ne craignent pas de s'attaquer aux métaux, de façonner la terre brûlante pour enfanter des merveilles céramiques.

Ainsi, la femme traverse les siècles, laissant sur son passage le lumineux sillon qui atteste son triomphe. Si, parfois, son éclat paraît s'effacer, c'est qu'une influence grossière, une force brutale, la replonge dans une servitude dont elle pourrait s'affranchir, mais qu'elle préfère supporter avec résignation.

Sous Louis XIV, la femme semble abandonner les études utiles et sérieuses pour diriger l'activité de son esprit vers les agréments futiles de la société ; elle affiche une politesse exagérée, une coquetterie de manières qui font craindre la licence ; elle suit son penchant pour les plaisirs, et personnifie, dans mademoiselle de la Vallière, le respect pour les idées religieuses et le remords à la suite de l'amour.

Sous Louis XV, le caractère des femmes devient de plus en plus léger ; on met de l'audace dans les désirs ; on s'affranchit peu à peu du voile de la décence ; on secoue toute contrainte ; la séduction devient plus aisée, plus hardie, on veut plaire quand même, et, pour ne point rougir des intrigues amoureuses devenues à la mode, on prend le parti d'en rire. La tête et le cœur des hommes sont vides, leurs passions licencieuses, leurs goûts inconstants, ils ne s'inquiètent plus de l'opinion publique, ils contagionnent les femmes et leur inculquent une foule de vices; les deux sexes n'ont d'autre occupation que celle du plaisir. Mais la femme se retrempe dans la sanglante époque de 93; elle retrouve le génie, le courage et les vertus des temps antiques; elle efface toutes les hontes du passé par ses actes d'héroïsme et de dévouement.

Sous le Directoire, elle retombe dans la mollesse, mais elle règne toujours par l'esprit et les grâces.

Napoléon, qui ne l'estime que par le nombre des soldats qu'elle lui donne, subit deux fois son influence et se montre plus irrité de quelques lignes de madame de Staël que des forfanteries des généraux étrangers et des félonies des siens.

De la chute de l'Empire à nos jours, le nombre des dames françaises qui se sont illustrées dans les arts libéraux est très-considérable. Jamais, à aucune époque de l'humanité et dans aucun pays du monde, elles ne montrèrent autant d'aptitude et ne réunirent, comme aujourd'hui, tous les genres de mérites.

Après cette esquisse générale et rapide des qualités de la femme, nous allons, dans le chapitre suivant, décrire, en particulier, les mérites, vertus et perfections dont la nature s'est plu à la combler.

CHAPITRE III.

On a toujours exagéré les vertus et les défauts
de la femme; parmi les écrivains qui ont traité
cette question, les uns ont voulu établir sa supériorité, les autres son infériorité relativement à
l'homme; cette exagération des deux côtés a laissé
la question indécise. Nous pensons que la femme
complète l'homme et que l'homme complète la
femme; nous croyons aussi que, pour le bonheur
de l'un et de l'autre, il doit y avoir égalité entre
eux; car la supériorité, commandant le respect et
l'obéissance, exclut l'amour; l'infériorité, annon-
çant une valeur moindre, exclut pareillement
l'amour. L'égalité qui existe entre les deux sexes
doit être considérée comme le résultat des com-

pensations, c'est-à-dire que, si l'homme est supérieur à la femme en telle circonstance, la femme lui sera supérieure en telle autre. Nous n'avons donc aucun avantage sur la femme dans une partie, qu'elle ne le regagne sur nous dans une autre. Chaque sexe a sa destination particulière qui dépend de son organisation physique, et ne peut être, en général, détournée de son but. Cependant, s'il est vrai qu'une plus grande somme de forces ait été dévolue à l'homme qu'à la femme, on sera forcé d'admettre qu'à mérite égal la femme est plus digne d'éloges que l'homme, et qu'elle lui est supérieure, par le fait qu'il lui a fallu surmonter plus d'obstacles, et, par conséquent, faire plus d'efforts pour arriver à cette égalité. En effet, si cette femme guerrière a égalé les exploits de ce héros ; si cette poëtesse est arrivée sur la même ligne que ce grand poëte ; si cette femme artiste rivalise avec les artistes les plus renommés, etc., etc..., on ne saurait conclure autrement qu'à l'avantage du sexe faible.

C'est donc pour démontrer la vérité de ce principe que nous allons parcourir rapidement les riches annales des femmes célèbres.

SECTION PREMIÈRE.

CHARITÉ. — BIENFAISANCE. — GÉNÉROSITÉ.

La femme a positivement le cœur plus tendre, plus compatissant que celui de l'homme ; elle est plus sympathique aux souffrances d'autrui, et partant plus charitable. Douée d'une exquise sensibilité, elle suit la généreuse impulsion de son cœur et agit avant de raisonner, aussi arrive-t-il presque toujours que la femme a secouru les malheureux, quand l'homme est encore à délibérer.

Pour la bonté, l'aménité envers les inférieurs, la pitié à l'égard de l'infortune, la vénération vis-à-vis les personnes âgées, la tendresse et le respect pour les parents ; enfin, pour tous les sacrifices qu'impose la charité, l'homme est de beaucoup inférieur à la femme.

De combien d'égards la jeune fille environne les auteurs de ses jours ! de quels soins empressés la femme n'entoure-t-elle pas son mari que la maladie a frappé ! Malgré sa faiblesse, elle prolonge ses veilles, multiplie ses forces, résiste à la fatigue, ne prend aucun repos, tandis que l'homme se borne à faire quelques courtes visites de convenance. On a bien raison de dire qu'il n'y a que la femme pour soigner les malades.

Les souffrances morales, les douleurs physiques d'autrui l'impressionnent vivement et font couler ses larmes. Tout cœur, tout dévouement, voyez-la dans les hôpitaux, les galetas, les prisons, braver ce que l'excessive misère et l'affreuse maladie ont de plus repoussant, de plus fétide.

Demandez aux moribonds s'ils ne préfèrent pas être soignés par des femmes?

La pitié de l'homme est bien froide, bien pâle devant celle de la femme. Celui-ci se fatigue promptement des cris, plaintes et supplications des malheureux, tandis que celle-là montre un zèle à toute épreuve, une infatigable persévérance dans les secours qu'elle prodigue, et met une délicatesse inappréciable dans ses bienfaits.

Les élans de la générosité sont très-fréquents chez la femme; elle est toujours la première à organiser les actes de bienfaisance S'agit-il de soulager la veuve et l'orphelin, c'est la femme qui prend l'initiative; s'agit-il d'une contrée dévastée par l'inondation ou l'incendie, c'est la femme qui quête et force l'homme à donner son aumône, pour relever de leur ruine les pauvres habitants. Et, dans les grandes circons ances, elle se dépouille de ses diamants, de ses bijoux, de tout ce qu'elle a de plus cher ; enfin, partout où il y a une noble action, un sacrifice, un acte de dévouement à faire, une douleur à calmer, on rencontre toujours la femme. O femmes ! honneur et gloire à votre sexe ; car, dans toutes les circonstances dont nous venons de parler, vous laissez les hommes bien loin derrière vous !

SECTION II.

VERTUS DOMESTIQUES. — BONTÉ. — ESPRIT D'ORDRE. — TRAVAIL.

La femme brille surtout par les vertus domestiques ; c'est là son triomphe. Elle est modeste, chaste, et possède un fonds d'inépuisable bonté. Remplie d'attentions et d'égards pour toutes les personnes qui l'entourent, elle sait se faire aimer et respecter. Elle entre dans les plus petits détails de son administration intérieure, parce qu'ils ont une grande influence sur la prospérité de la famille. L'ordre, la propreté, l'économie, mère de l'abondance ; les commodités de la vie, la moralité et la décence règnent autour d'elle. Enfin, elle est la mère de la famille et l'âme de la maison.

Si la femme n'est point née pour commander, elle est au moins née pour gouverner celui qui commande ; parce qu'elle sait, dès le bas âge, que la douceur, les caresses, les manières insinuantes sont des armes auxquelles l'homme ne résiste pas ; elle sait très-bien que le mari le plus bourru est forcé de céder aux enchantements de sa voix si tendre et de ses regards si doux ! La persuasion habite sur ses lèvres, les promesses de bonheur sont dans ses yeux. Le gouvernement domestique est un de ses triomphes ; car, les maisons les mieux tenues, les familles les plus heureuses, sont celles où la femme a le plus d'autorité.

Pratiquez-les toujours, ces vertus domestiques, ô femmes ! faites-les valoir à votre avantage et au nôtre ; l'exemple que vous donnerez sera suivi de tous ; parce qu'il est en votre pouvoir de changer le bien en mal et de donner à la société la forme que vous voulez qu'elle prenne.

SECTION III.

ESPRIT. — GRACES. — MODESTIE.

L'Esprit est l'étincelle divine qui allume et entretient la vie intellectuelle ; semblable au rayon de lumière qui chasse les ombres de la nuit, l'esprit dissipe les ténèbres de l'ignorance, élargit et recule les horizons de la vie. L'esprit anime la beauté physique et la fait briller d'un plus vif éclat; c'est lui qui double nos plaisirs, adoucit nos chagrins et nous aide à supporter le fardeau de l'existence.

Les GRACES forment le cortége obligé de la beauté; mais les grâces sont boiteuses sans l'esprit. Une femme sans grâces a été comparée à un hameçon sans appât. Les grâces se rencontrent sur toutes les régions et les divers mouvements du corps : dans le sourire, le regard, le maintien, les attitudes, les poses, la marche, etc.; enfin, tout ce que fait une femme aimée ou aimable, est gracieux pour ceux qui l'adorent.

La MODESTIE est une éminente qualité qui donne du relief au vrai mérite; c'est le parfum des cœurs bien élevés; c'est la plus belle parure de la femme; car rien ne sied mieux aux femmes que la modestie dans leurs habits et leurs paroles.

Quelques détracteurs ont dit que plus une femme avait d'esprit, moins elle avait de raison; plus elle visait à l'amabilité, moins elle était aimable. Ce paradoxe revient directement à son auteur, qui était un esprit superficiel, et lui est parfaitement applicable. En effet, l'esprit implique la facilité des idées, la comparaison, le jugement, et, par conséquent, la raison; d'un autre côté, les femmes étant naturellement aimables, n'ont pas besoin de se forcer pour le devenir. Les femmes privées d'amabilité sont des cas exceptionnels et, en bonne logique, on ne généralise jamais sur des exceptions. — L'auteur de ce paradoxe, homme d'esprit lui-même, a sans doute entendu parler de ces intelligences nulles qui visent à l'esprit par la pointe, le lardon, les calembours! par les jeux de mots surannés, par les épaisses facéties et autres banalités semblables; mais tout cela n'a aucun rapport avec l'esprit. S'il en était autrement, l'épithète d'homme ou de femme d'esprit serait une injure, puisqu'elle annoncerait un cerveau vide et une intelligence ne produisant que des scories.

La femme qui fait profession de *bel esprit*, c'est-à-dire de cet esprit de salon si stérile en résultat, est rarement bonne épouse et bonne mère; la tête a gâté le cœur. La vanité, l'orgueil de passer aux yeux des autres femmes pour une femme d'esprit, la rend insupportable aux personnes de bon sens; et l'on se dit tout bas, en la voyant arriver : Armons-nous de patience; elle va encore nous fatiguer de son esprit.

Les paroles âpres, caustiques, mordant à droite et à gauche et faisant rire les oisifs et les niais, appellerez-vous cela de l'esprit? non; c'est un des malheureux travers de l'esprit. Ainsi que le vin tourné à l'aigre n'est plus du vin, de même la méchanceté n'est pas de l'esprit.

Le langage prétentieux et colorié du *bas-bleu* qui prend en dédain le prosaïsme de la vie et se nourrit de poésie, ce langage fréquemment vide n'est pas non plus de l'esprit ; c'est de l'imagination folle, de cette imagination qui n'est pas dirigée par la raison.

Le véritable esprit de la femme, c'est de se faire aimer de son mari, d'être agréable à ses amis et à ceux qui l'entourent ; c'est de diriger sa maison avec ordre, économie et propreté ; c'est de bien élever ses enfants et de leur inculquer, dès le bas âge, les vertus qui doivent, plus tard, en faire des citoyens utiles et distingués ; c'est de posséder les qualités de bonne épouse, d'excellente mère de famille, et d'être citée par tous ceux qui la connaissent comme un modèle à suivre. Tels sont les beaux résultats que donne un esprit débarrassé des entraves de la mode et des langes du préjugé. Cet esprit-là vaut bien, je pense, celui du calembour et de la facétie. Heureux ! mille fois heureux ! l'homme à qui le ciel donna pour compagne une femme semblable.

Les grâces relèvent la beauté et souvent y suppléent. Les attraits des grâces sont plus faciles à sentir qu'à définir ; inséparables de la personne qui les possède, les grâces l'accompagnent partout et sont l'âme de toutes ses actions. En général, les affections tendres ajoutent aux grâces et aux charmes d'une femme; les passions violentes, au contraire, la privent complétement de ses grâces naturelles. La douceur et la modestie donnent aux grâces un attrait inexprimable : l'expression dominante de la Vénus de Médicis est la modestie; aussi tout charme, tout séduit dans cette charmante figure :

> L'art de plaire, c'est l'art suprême ;
> Il ouvre les cœurs à son gré.
> Un bel objet n'est qu'admiré,
> Mais ce sont les grâces qu'on aime.

O femmes! restez à jamais convaincues de cette vérité : rien ne résiste à l'esprit qu'accompagnent les grâces et la modestie. Que tous les instants de votre vie soient donc consacrés à acquérir et à conserver ces précieuses qualités.

SECTION IV.

POLITESSE. — URBANITÉ. — AMABILITÉ.

Il faut l'avouer à la gloire des femmes, elles possèdent naturellement la politesse, l'urbanité,

les bonnes manières, la délicatesse du langage,
qui sont aux mœurs ce que le fini est à un ouvrage ; tandis que les hommes n'acquièrent ces
qualités que par une longue fréquentation du
monde élégant et en se faisant les écoliers des
femmes. Douées de plus de pénétration, de plus
de tact que nous, les femmes aperçoivent du
premier coup d'œil ce qui convient à chacun, et
saisissent une foule de nuances qui nous échap-
pent. L'homme pratique bien, en général, les
convenances ; mais ces observations fines et profondes, ce don de pressentir, de faire entendre
sans s'expliquer, de contenter tout le monde, de
plaire à tous, n'appartient qu'à la femme. Plus
douces, plus aimables de caractère, plus gracieuses dans leur vie publique et privée, les
femmes possèdent à un degré supérieur toutes
les qualités sociales qui manquent à beaucoup
d'hommes ; et l'on convient que c'est toujours
par le commerce des femmes que l'homme se
dégauchit, se civilise et apprend à devenir aimable.

Ce sont surtout les dames françaises qui brillent par leur urbanité, leurs grâces et leur amabilité. Elles ont perfectionné la politesse, l'aménité
des idées, l'aisance des manières, l'élégance des
expressions ; et l'heureux talent de se rendre in-

téressantes à tous, d'apporter dans le commerce de la vie un trésor inépuisable d'agréments, ce talent, qui leur est naturel, suffirait presque à contrebalancer la frivolité de leur caractère, l'inconstance de leurs goûts. On oublie volontiers tous les petits incidents qu'amène leur légèreté ou leur inattention, pour payer le tribut de reconnaissance qu'on leur doit en échange des heures délicieuses passées auprès d'elles et du bonheur qu'elles ont procuré.

L'histoire des civilisations anciennes et modernes, nous démontre clairement le rôle important des femmes. Voyez Socrate, Périclès, Cléon, Alcibiade et autres grands personnages d'Athènes, demander à la belle Aspasie des leçons de grâces et de politesse. La maison de Laïs, à Corinthe, ne fut-elle pas une académie de bon goût et de galanterie? Un fait remarquable de la vie de cette charmante Corinthienne, est celui qui nous la montre polissant en quelques années les rustres habitants d'une ville de Thessalie.—Et notre célèbre Ninon de Lenclos ne fut-elle pas aussi, chez nous, un modèle d'urbanité, de grâces, d'élégance et d'amabilité! Il suffisait aux plus maussades, aux plus gauches, de fréquenter quelque temps l'hôtel des Tournelles, pour devenir un homme aimable et de bon ton ; et c'était pourtant

une femme qui opérait ces étonnantes métamorphoses (1).

SECTION V.

AMOUR. — FIDÉLITÉ. — DÉVOUEMENT CONJUGAL.

L'histoire de tous les peuples fournit les preuves convaincantes que la fidélité conjugale est
mieux observée du côté de la femme que du côté
de l'homme. Le père Lemoine dit, dans sa *Galerie
des femmes fortes* : « J'avoue qu'en quelque pays
et en quelque siècle que j'aie consulté l'histoire,
elle m'a fait voir, par troupes, des femmes héroïques se dévouant à la mort par amour et fidélité
pour leurs maris. Mais, quand j'ai cherché des
maris possédant de pareilles vertus, le nombre
m'en a paru bien petit. »

Si l'antiquité nous offre les Alceste, les Porcie,
les Pauline, les Arrie, etc., se donnant courageusement la mort pour ne point survivre à leurs
époux, les annales de la première révolution
française fourmillent de nobles dévouements, de

(1) Dans l'intéressant ouvrage : *Laïs de Corinthe et Ninon de
Lenclos*, le lecteur trouvera les plus curieux détails sur ces deux
femmes célèbres.

morts sublimes qui n'ont point d'analogues dans les fastes historiques des autres nations. En jetant les yeux sur cette longue liste de femmes dévouées, dont plusieurs ont été immortalisées par des plumes éloquentes, nous prenons au hasard les noms de mesdames Rolland, Tallien, Grimaud, Lavergne, Boyer, de Mouchy, Malezey, Desmarets, Ruvilly, Payssac, Rosambo, Clavière, etc. Cette dernière, surtout, se donna la mort avec ce sang-froid qui caractérise les âmes fortes. Madame de Clavière ayant appris que son mari s'était suicidé dans sa prison pour échapper au fer de ses bourreaux, mit ordre à ses affaires, consola ses enfants, leur donna un tuteur, puis, s'étant enfermée dans sa chambre à coucher, prit un poignard, et, avec un calme catonique, se le plongea dans le sein en prononçant ces derniers mots : *Ami, ils nous ont séparé, mais je vole te rejoindre !*

Madame de Rosambo, marchant à la mort, rencontre Mademoiselle de Sombreuil et lui dit : « Vous avez eu le bonheur de sauver votre père, et moi j'ai la consolation de mourir avec le mien. »

Madame Rolland, inaccessible à la peur, paya de sa tête le refus de dénoncer la retraite où se cachait son mari. En passant devant la statue de la Liberté, cette femme, forte et sublime, s'inclina et prononça à haute voix : « O Liberté ! que de crimes ils commettent en ton nom, les infâmes ! »

Qui de nous ne s'est attendri aux touchantes histoires des demoiselles Cazotte et Sombreuil! Ces courageuses filles s'élancèrent vingt fois au milieu des bourreaux, et vingt fois bravèrent la mort pour sauver la vie de leurs pères!

Citerons-nous le trait d'audace, de dévouement et d'amour conjugal de madame Lefort, pendant les sanglantes journées de 1793! Madame Lefort achète la permission de pénétrer dans le cachot d'où son mari ne doit sortir que pour marcher à l'échafaud. Elle échange ses vêtements contre ceux de son mari, et, à la faveur de ce déguisement, le prisonnier peut s'échapper de sa prison. Le lendemain, la fraude est découverte . On traîne madame Lefort aux pieds du farouche représentant du peuple qui, en la voyant, s'écrie, saisi d'une secrète admiration :

— Malheureuse ! qu'avez-vous fait ?

— Mon devoir, répond-elle; bourreau, fais le tien.

A une époque plus rapprochée de nous, en 1815, madame de Lavalette renouvela ce trait de dévouement, et sauva son mari d'une mort certaine.

On ne cite jamais l'amour et le dévouement conjugal sans rapporter le trait suivant :

L'empereur Conrad III assiégeait dans Veinsberg Henri-le-Superbe, duc de Bavière ; l'assaut étant donné et la ville sur le point d'être prise, les femmes allèrent se jeter aux pieds de l'empereur, le suppliant de leur accorder la grâce de se retirer et d'emporter ce qu'elles pourraient, ce qui leur fut immédiatement accordé. Mais quelle fut la surprise de Conrad de les voir emporter leurs maris sur leurs épaules ; ce spectacle l'attendrit, il pardonna à la ville et au duc.

Devant le nombre prodigieux de faits analogues, l'homme est forcé de convenir que la femme l'emporte sur lui de beaucoup dans les actes d'amour, de fidélité, de dévouement conjugal, et que le besoin de se consacrer à ceux qu'elle affectionne, de se sacrifier pour eux, semble être un instinct de son organisation. Dans toutes les classes de la société, les femmes ont donné et donnent journellement la preuve qu'elles peuvent affronter les plus rudes travaux, supporter, sans murmurer, la plus affreuse misère, et mourir, pleines de joie, pour ceux qu'elles aiment. A ce point de vue, l'homme comparé à la femme, n'est qu'un faible enfant ; car, malgré sa supériorité de forces, à peine supporterait-il un jour les terribles épreuves auxquelles la femme se soumet pendant des années entières.

SECTION VI.

FORCE DE VOLONTÉ. — FERMETÉ DE CARACTÈRE. — DISCRÉTION.

Quoique la femme ait plus d'activité de sentiment que d'énergie de volonté, il est cependant
les circonstances où la volonté se manifeste en
elle avec une opiniâtreté, une puissance que rien
ne saurait ébranler.

On rapporte l'exemple d'une dame, qui fut
tellement affligée d'avoir apostrophé grossière-
ment son mari devant une réunion d'amis, qu'elle
s'imposa, pour châtiment, un silence absolu jusqu'à son dernier soupir. Les supplications de son
mari et de ses enfants, les prières de ses parents
et amis; les surprises de la joie, les élans de
l'âme et du cœur, ne purent rien contre la fermeté de sa résolution ; elle mourut cinq ans après
sans avoir proféré une seule parole.

La femme, dans les situations graves, sait
garder un secret tout aussi bien et peut-être
mieux que l'homme ; elle s'arme alors d'une volonté presque surhumaine.

Au début d'une conspiration contre les fils de

Pisistrate, tyrans d'Athènes, une courtisane, nommée Léona, s'immortalisa par son héroïque opiniâtreté à garder le secret des conspirateurs. Arrêtée et livrée à la torture, cette femme courageuse se broya la langue et en avala les morceaux, dans la crainte que la violence des tourments qu'on lui faisait endurer ne lui arrachât quelques révélations.

Plutarque rapporte que le corps sacerdotal d'Athènes et d'Eleusis ayant donné l'ordre de maudire solennellement Alcibiade, qui s'était moqué de leurs mystères, une seule femme s'y refusa : ce fut l'Hiérophantide Théano. Au risque de sa vie, elle répondit aux prêtres qu'elle était faite pour former des vœux en faveur de ses concitoyens et non pour prononcer contre eux des imprécations.

L'histoire romaine fournit également plusieurs traits remarquables : Épikaris, femme de condition obscure, compromise dans la conspiration de Pison contre Néron, fut livrée au supplice du feu et du fouet avec plusieurs autres conspirateurs. Pendant que les hommes avouaient leur secret, Épikaris restait muette, inébranlable, au milieu des tortures les plus atroces. L'historien Tacite rapporte que cette femme, ayant su que Lucain avait dénoncé sa propre mère pour se soustraire

,ux tortures, préféra s'étrangler plutôt que de
levoir la vie à une dénonciation.

Dans les chroniques du moyen âge, on trouve
in trait semblable aux précédents, mais avec des
irconstances qui le rendent plus sublime encore :

Pendant ces guerres à outrance de seigneur
ontre seigneur, une noble dame se refusa obsti-
ément à faire connaître l'asile où son époux et
es frères conspirateurs s'étaient cachés. Plongée
ans un cachot infect, les bourreaux exercèrent
ur son faible corps d'horribles tortures pour ob-
enir un aveu. Ce fut en vain ; le dévouement
emporta sur les douleurs, et, dans ce corps dé-
hiqueté, soir et matin, par des ongles de fer,
inébranlable volonté persévéra jusqu'au dernier
ioment. Enfin, un jour que ses bourreaux la tor-
iraient plus violemment, cette femme sublime,
raignant qu'un moment de faiblesse ne lui arra-
iât son secret, se coupa la langue avec les dents
; la cracha au visage du monstre qui lui faisait
onner la question.

Mais l'heure de la justice sonna, le monstre re-
it le châtiment qu'il méritait ; et, lorsque l'époux
: les frères vinrent délivrer la victime, celle qui
rait pu résister à d'incroyables tortures mourut
: joie en les embrassant.

Hommes ! répondez, s'en trouverait-il beaucoup parmi vous qui renouvelleraient ce trait de dévouement pour leurs femmes?

Les exemples de volonté forte, de profond attachement et de sacrifices sublimes, sont si fréquents parmi les femmes, que les annales de tous les peuples en sont remplies. Au milieu des prisons, des cachots infects, et jusqu'au pied de l'échafaud, on voit la femme se dévouer pour l'homme : ici, ce sont des larmes qu'elle tarit, des blessures qu'elle ferme, des aumônes qu'elle prodigue ; là, c'est une victime qu'elle arrache aux bourreaux ; plus loin, c'est la mort qu'elle partage avec l'objet de son amour ; enfin, partout où l'homme a semé des ravages, la femme se présente pour les réparer.

SECTION VII.

CHASTETÉ. — PUDEUR.

La femme est chaste de sa nature ; la pudeur est un de ses plus beaux ornements.

L'instinct de chasteté est souvent porté chez elle à un si haut degré, que beaucoup d'entre elles considèrent la souillure comme ineffaçable et se donnent la mort :

Lucrèce, se poignardant pour ne point survivre à la souillure de Tarquin ;

Les filles de *Phédon*, se jetant dans un puits pour sauver leur honneur ;

Digna, se précipitant d'une fenêtre pour éviter les violences d'Attila ;

Sophronie, préférant se poignarder que de céder aux poursuites de Maxence ;

Coronel, s'enfonçant un fer rouge dans les entrailles pour ne point être infidèle à son mari.

Et une multitude d'autres femmes qui n'ont pas hésité à faire le sacrifice instantané de leur vie pour échapper aux brutalités de l'homme. Cet admirable instinct de chasteté, qui fait préférer la mort à un outrage, n'existe que chez la femme.

SECTION VIII.

AMOUR. — DÉVOUEMENT A L'OBJET AIMÉ.

L'amour de la femme est beaucoup plus pur, plus désintéressé que celui de l'homme. La raison de cette différence est celle-ci : l'amour est le point central de l'organisation féminine où viennent aboutir tous ses penchants ; tandis que chez l'homme la passion amoureuse semble n'être qu'un besoin de l'organe. Une femme ne peut réellement vivre sans aimer ; moins altérée de voluptés sensuelles que de bonheur moral, son amour est beaucoup plus profond et plus durable que celui de l'homme. Rien ne coûte à la femme pour prouver son amour ; elle s'impose d'incroyables sacrifices et franchit des obstacles contre lesquels l'homme se briserait comme un verre.

Si l'on ouvre les annales de l'amour malheureux, on s'étonne de ne trouver que des noms de femmes parmi les suicides causés par cette passion ; les noms d'hommes sont si rares, qu'on peut facilement les compter. Depuis la célèbre Sapho, qui tenta le saut de Leucade, depuis la jeune Thisbé et la tendre Héro, une multitude de femmes ont cherché dans la mort le remède suprême aux chagrins d'une passion déçue ou d'un amour sans espoir. Ces annales, disons-nous, fournissent peu d'exemples d'hommes se laissant mourir de douleur sur la tombe d'une amante, tandis qu'elles nous font connaître une foule de femmes dont la vie s'est lentement éteinte au milieu de l'affliction et des regrets. Dans un violent pa-

oxysme de délire amoureux, quelques hommes
nt pu avoir recours au suicide; mais dénombre-
ait-on les femmes qui se sont élancées dans les
bîmes de l'éternité pour aller rejoindre l'objet de
ur amour !

Parmi le grand nombre de traits sublimes en—
ntés par l'amour, nous choisirons le suivant :

La jeune Tricline, épouse du sieur Guillaume
e Seilan, aimait d'amour chaste un gentil trou-
adour, nommé Cabestan. Son mari, furieux de
 qu'un poëte chanteur osât soupirer pour la
mme d'un haut baron, assassina le malheureux
abestan, lui arracha le cœur, et le fit servir en
goût à Tricline.

Après qu'elle eut fini de manger :
— Comment trouvez-vous ce mets? lui deman-
-t-il.
— Excellent, lui répondit sa femme.
— Certes, je le crois, ajouta le mari; car, sa-
ez, madame, que c'est le cœur de votre amant
e vous venez de dévorer.

Et, au même instant, il lui présenta la tête de
nfortuné troubadour, qu'il tenait cachée sous
n manteau.

Glacée d'horreur, atterrée à cette vue, la pau-
e Tricline tomba évanouie sur le sol. Revenue

à elle et fixant sur l'assassin ses flamboyants regards :

— Guillaume, s'écria-t-elle d'une voix forte,
le mets que vous venez de me servir était si bon,
que je jure devant Dieu de n'en jamais manger
d'autre !

Alors, saisissant un couteau à lame effilée, elle
se l'enfonça jusqu'au manche dans la poitrine.

La biographie de Gabrielle de Vergy nous offre un trait analogue. Nous pourrions en citer
plusieurs autres encore, si l'espace ne nous man-
quait.

SECTION IX.

AMOUR MATERNEL.

Sous le rapport de l'étendue et de la force du
sentiment qui l'attache à sa progéniture, la femme
est tout à fait au-dessus de l'homme ; sa supériorité est absolue, incontestable. La mère se sacrifie
pour son nouveau-né, tandis que le père se montre parfois d'une indifférence affligeante. Combien voit-on d'hommes, parfaitement aimables,
aux courtoises manières, au doux langage, qui
s'introduisent hypocritement au sein des familles,
et, après avoir trompé une honnête fille, l'aban-

donnent au jour même où elle devient mère ! Le misérable suborneur renie son enfant, tandis que toi, pauvre femme, que l'on dit si faible, tu montres un courage, une force extraordinaires, tu fais pour cet enfant le sacrifice de ton repos, de ton honneur, et, s'il le faut, celui de ta vie !..... Hélas ! au milieu de tes longues nuits sans sommeil, les yeux rouges de larmes, le sein gonflé de regrets amers, tu penses au perfide qui t'a si lâchement abandonnée, au parjure (1) que les lois devraient frapper de toutes leurs rigueurs ; au lieu de le maudire, de lui jeter ton mépris et ta haine, tu lui pardonnerais, tu l'aimerais encore s'il revenait à toi... O femme doublement sublime, en cette circonstance, que l'homme est petit devant toi !

Pour ses enfants que ne ferait une mère ! L'ingratitude, l'oubli des plus saints devoirs, ne sauraient éteindre l'amour maternel, car cet amour est exempt des haines, des fureurs et des vengeances que l'amour charnel traîne souvent à sa suite.

L'amour maternel, si puissant dans le cœur

---

(1) Voyez la *Philosophie du Mariage*, ouvrage des plus utiles, où la femme mariée trouvera les conseils indispensables à son bonheur et à celui de sa famille. — Chez Dentu, éditeur, Palais-Royal, à Paris.

des femmes, ne connaît ni obstacles, ni sacrifices, ni bornes à son dévouement.

SECTION X.

COURAGE GUERRIER. — ACTIONS HÉROIQUES. — VERTUS MILITAIRES.

La femme n'est point faite pour le métier des armes, car son rôle sur la terre est de donner la vie et non de l'éteindre; son règne doit être un règne d'amour et non de terreur. Sa force réside dans sa faiblesse; ses grâces, sa douceur, son esprit, sa beauté, forment sa puissance, et cette puissance est cent fois plus solide que celle des conquérants. Telle doit être la femme.

Cependant, il est des circonstances où les femmes, oubliant pour quelque temps le rôle que leur imposa la nature, s'élancent dans la carrière des armes et surpassent en courage les plus illustres guerriers. Il n'est point de peuple qui n'ait quelques héroïnes à citer, et qui ne leur attribue le gain d'une bataille ou le salut de la patrie; souvent elles ont rendu le courage aux vaincus et ont relevé des trônes renversés.

En prenant au hasard des noms parmi cette phalange de femmes qui, à toutes les époques, ont manié l'épée, nous voyons :

Harpalice, fille de Lycurgue, qui, à la tête d'une faible troupe, tomba sur les Gètes et délivra son père qu'ils emmenaient prisonnier.

Cratésipolis, princesse de Sicyone, chassa les insurgés de cette ville.

Archidamie força Pyrrhus de lever le siége de Sparte.

Télésille, à la tête d'une troupe de femmes, chassa Démarate et Cléomène, généraux lacédémoniens qui saccageaient la ville d'Argos.

Thomyris, reine des Massagètes, vainquit Cyrus en bataille rangée.

Victorine, femme de Victorin, que Posthume associa à l'empire, était si connue par sa bravoure, qu'on la surnommait la déesse des armées.

Les femmes gauloises ne le cédaient point en courage aux héroïnes grecques et romaines. Dans plusieurs circonstances, elles firent preuve d'une telle intrépidité et d'un si grand patriotisme, que le peuple, pénétré d'admiration, établit un tribunal de femmes qui décidait de la paix ou de la guerre. Le moyen âge et les siècles qui lui succédèrent sont peut-être encore plus fertiles en femmes guerrières que l'antiquité. On voit, en Europe, les femmes attaquer et prendre des places, commander des armées et remporter d'éclatantes victoires.

JEANNE D'ARC, la terreur des Anglais et la gloire de la France, égala par sa valeur les plus intrépides chevaliers de son temps.

JEANNE HACHETTE défendit courageusement la ville de Beauvais. Montée sur les remparts, elle en chassa les assaillants qui les escaladaient.

JEANNE DE MONTFORT, à la tête d'une faible armée, reprit plusieurs villes sur le comte de Blois.

MARGUERITE D'ANJOU, grand général, intrépide soldat, soutint longtemps un mari faible, brisa deux fois ses fers, livra douze batailles, fut faite prisonnière, et supporta courageusement la captivité jusqu'au moment où Louis XI lui rendit la liberté.

Sans le génie et le courage de CATHERINE, peut-être Pierre-le-Grand eût-il été arrêté dans sa brillante carrière.

Francesca, jeune Italienne, se distingua au siége de Casal. Le maréchal qui commandait l'ataque, témoin de son courage, lui fit allouer la paye de quatre soldats et la plaça dans les chevau-légers.

Rita, intrépide Espagnole, chassa les Anglais de la Corogne.

Bonna, fille de basse extraction, se signala dans plusieurs combats, prit le château-fort de Pavano et défendit Négrepont contre les Turcs.

Les exemples multipliés de courage donnés par les femmes des îles de l'Archipel et de la Hongrie, lors de l'invasion turque, méritent attention. Dans les deux siéges de Rhodes et de Malte, les femmes secondèrent parfaitement le zèle des chevaliers ; non-seulement elles montrèrent le courage impétueux de l'attaque, mais le courage froid qui affronte la mort. A l'assaut de Lemnos, une jeune fille repoussa les Turcs, qui forçaient une porte, et les chassa jusque sur le rivage. Pendant le siége d'une ville de l'île de Chypre, les femmes coururent en foule sur la brèche, combattirent et chassèrent les assaillants. Ainsi, les descendantes des anciennes Grecques se montrèrent dignes de leurs ancêtres.

A la grande époque de 1793 et sous le Consulat, beaucoup de femmes, cachant leur sexe, s'enrôlèrent dans les armées de la République et se firent remarquer par leurs actions d'éclat. Plusieurs reçurent des armes d'honneur, et, plus tard, des décorations; quelques-unes obtinrent des grades; d'autres, ayant été blessées et leur sexe reconnu, furent renvoyées.

Une de ces femmes, nommée Catherine Figueur, dont la biographie a été publiée dans l'*Écho français,* a fait presque toutes les campagnes de la République, du Consulat et de l'Empire. Ses brillants états de services portent qu'elle était toujours la première au feu, qu'elle a sauvé la vie à plusieurs généraux, qu'elle a reçu six blessures, trois coups de sabre, deux coups de feu et un coup de lance; de plus, ces mots prononcés par Napoléon : Mademoiselle *Figueur est un brave.*

Le nombre des femmes qui ont endossé la cuirasse, manié l'arc, l'épée, la lance, le fusil, est plus élevé qu'on ne le pense généralement; nous nous bornerons aux citations précédentes, qui sont plus que suffisantes pour établir que le courage, le patriotisme, ne font point défaut aux femmes; que beaucoup d'entre elles ont déployé une intrépidité sans égale et se sont placées à côté des plus valeureux capitaines.

Mais, hâtons-nous de le dire, ce n'est point par la force physique, ni par un mâle courage que la femme établit son empire; c'est, au contraire, dans sa faiblesse et sa douceur, c'est dans son esprit, ses grâces et sa beauté que réside sa toute-puissance. La douceur est son talisman, la pudeur et la modestie composent sa couronne. Dieu la créa pour inspirer l'amour et calmer les sauvages fureurs de l'homme.

SECTION XI.

DÉVOUEMENT A LA PATRIE.

Pour quelques hommes qui se sont sacrifiés au salut de leur patrie, on compte des milliers de femmes. Aux noms des Codrus, des Décius et des Quintus que les écrivains mâles citent toujours lorsqu'il s'agit de dévouement patriotique, pourquoi n'opposent-ils pas les noms des trois filles de Léos : Praxitée, Eubule et Théope? des deux filles d'Érecthée : Pandore et Protogénie? les noms de Macaire, d'Embarie, celui de la mère de Cléomène, et de tant d'autres courageuses femmes qui, de sang-froid, se sont vouées à la mort pour sauver leur patrie?

Parlerons-nous des Phocéennes, qui, au commencement d'un siége où il s'agissait de la destruction de leur ville, jurèrent de s'ensevelir dans les flammes si la ville était prise, et couronnèrent de fleurs celle qui avait donné ce conseil?

Au temps de Brennus, les dames romaines sauvèrent Rome du pillage et de l'incendie en donnant pour rançon tout l'or et les bijoux qu'elles possédaient. Après la bataille de Cannes, elles renouvelèrent le sacrifice de toutes leurs richesses pour le salut de la ville.

QUINTIA CRISPILLA, femme de l'empereur Maxime, assiégée dans Aquilée, donna l'exemple aux femmes de la ville de couper leurs cheveux et d'en tresser des cordes pour remplacer celles des arcs et des machines de guerre usées par leur service.

SECTION XII.

GOUVERNEMENT. — POLITIQUE.

Pourquoi les femmes ne seraient-elles point aptes à la direction des affaires publiques, au gouvernement d'un État?... Les uns pensent que la force, la vigueur nécessaire leur manquerait ; les autres prétendent qu'elles s'égareraient sans cesse entre des actes de despotisme et de faiblesse. Le P. Lemoine dit : « Il y a des hommes politiques qui ne sont point pour le gouvernement des femmes ; mais je sais bien aussi que l'opinion de ces politiques n'est point parole d'évangile. Les États ne se gouvernent pas, ajoute-t-il, avec la barbe seule ; ils se gouvernent par l'adresse de l'esprit et la force de la raison : l'esprit peut bien être aussi délié et la raison aussi forte dans une tête de femme que dans une tête d'homme. Ce n'est point de la masse des muscles, de la force des bras et des épaules que relève l'intelligence ; ce n'est pas la partie végétale qui fait les grands princes ; les législateurs et les sages de la Grèce ne se sont jamais rencontrés parmi les athlètes. La main qui manie la rame n'est point celle qui dirige le gouvernail, de même que les mains qui tiennent le sceptre seraient inhabiles à se servir de la cognée. L'aigle femelle a la vue aussi perçante que l'aigle mâle ; le cœur de la lionne est aussi grand que celui du lion. La prudence, la prévoyance et la ruse, qui sont les principaux instruments de la politique, sont de l'un et de l'autre sexe ; par conséquent, les femmes sont aussi aptes à gouverner que les hommes. »

Nous pensons aussi que la politique n'est pas au-dessus des forces de la femme. L'histoire nous démontre qu'il n'est pas de nations qui n'aient à s'enorgueillir de quelques grandes reines. L'on pourrait même adresser cette question : si, à nombre égal de grands rois et de grandes reines, l'avantage ne resterait point à ces dernières.

En tête des femmes qui ont gouverné avec éclat, nous citerons les noms suivants :

SÉMIRAMIS-la-Grande, dont la gloire remplit l'ancien monde.

DIDON, fondatrice de Carthage, digne d'un meilleur sort.

AGARISTE, reine d'Athènes.

CLÉOPHÉE, qui osa résister aux armes d'Alexandre, et que ce héros jugea digne de sa haute estime.

THOMIRIS, reine des Amazones, qui vainquit Cyrus.

CAMILLE, reine des Volsques.

BOUDICÉE, qui battit les Romains.

CLÉOPATRE, reine d'Égypte, aussi célèbre par ses talents que par sa beauté.

ZÉNOBIE, qui conquit l'Égypte et osa se mesurer avec les Romains.

YOLANDE, reine de Constantinople.

VALASCA, qui fonda en Bohême une république de femmes aussi redoutable que celle des Amazones.

MARGUERITE WALDEMAR, surnommée la Sémiramis du Nord, qui égala, par la vivacité de son génie et l'étendue de ses connaissances, les plus grands politiques de son époque.

VANDA, reine de Pologne, combattit, à la tête de ses troupes, le prince Ritagor, et le défit en deux batailles rangées.

ISABELLE DE CASTILLE, qui contribua à la découverte du Nouveau-Monde et à l'expulsion des Maures d'Espagne.

CATHERINE DE FOIX, qui disait au roi de Navarre, son époux : « Don Juan, si vous étiez né vous Catherine et moi Jean, nous n'aurions jamais perdu la Navarre. »

JEANNE D'ALBRET, *Élisabeth d'Angleterre*, *Marguerite d'Anjou*, *Catherine*, impératrice de Russie, *Marie-Thérèse de Hongrie*, et tant d'autres qui, par leur intelligence, leur courage et leur magnanimité, ont mérité le nom de grandes reines.

SECTION XIII.

ÉLOQUENCE.

Dans l'ancienne Grèce, trois femmes se rendirent célèbres par leur éloquence : Agariste, reine d'Athènes; Aspasie, qui composa plusieurs harangues pour Périclès, et Laïs, de Corinthe, dont l'histoire a été écrite par Aristophane de Byzance. Au sujet de cette dernière, nous citerons le fait suivant :

Le poëte Euripide, marié deux fois et deux fois divorcé, avait voué aux femmes une haine qui lui fait peu honneur et qui lui attira les sarcasmes de plusieurs satiriques, entre autres d'Aristophane. Euripide décochait toujours, dans ses compositions, quelques traits envenimés contre

les femmes; c'était pour ce motif que Laïs lui
avait refusé l'entrée de sa maison. Un jour, la
Corinthienne s'étant trouvée dans une réunion
dont Euripide faisait partie, une discussion s'en-
gagea entre elle et lui. Euripide, poursuivi, avec
autant de bienséance que de tactique, par une
femme qu'il détestait, balbutia une faible défense
devant un auditoire choisi; le rouge de la honte
lui monta d'abord au visage, puis il se mit en colère et, à l'exemple de ceux qui ont tort, finit par
lancer des injures. Laïs, au contraire, qui avait
conservé tout son sang-froid, battit notre poëte et
sortit victorieuse de la discussion, à la gloire des
femmes. — Tout Corinthe apprit bientôt la dé-
confiture du bilieux Euripide, qui fut forcé de
quitter la ville. Les flatteurs de Laïs élevèrent
bien haut ce petit triomphe et proclamèrent qu'elle
avait autant d'esprit que de beauté (1).

L'histoire romaine fournit un trait remarquable de l'éloquence des femmes : lorsque le second
triumvirat ensanglantait Rome et se gorgeait
d'or, une contribution fut frappée sur les femmes.
Aucun orateur ne s'étant présenté pour s'opposer
à cette contribution inouïe, Hortensia, fille du cé-

(1) Voyez tous les détails de cette aventure dans l'ouvrage
intitulé : *Laïs de Corinthe*, ou les *Mœurs galantes de l'antiquité*.

lèbre Hortensius, monte à la tribune et défend la cause des femmes avec tant d'éloquence et d'intrépidité, que les tyrans rougirent et révoquèren leur décret. La jeune Hortensia fut reconduite en triomphe et eut la gloire d'avoir donné, dans le même jour, un exemple d'éloquence, de courage aux hommes, et aux tyrans une leçon d'humanité.

Tullie, fille de Cicéron, possédait l'éloquence à l'égal de son père.

Cornélie, mère des Gracchus, enseigna la rhétorique à ses fils.

Licinia, fille de Crassus, parlait avec tant d'éloquence et de facilité, qu'elle effaçait les plus grands orateurs de son temps.

Cornificia excellait également dans la poésie et la rhétorique.

Amasia Sentia, accusée d'un délit capital, plaida sa cause devant le préteur romain, et la gagna par son éloquence.

Afrania, femme d'un sénateur, composa des

plaidoyers qui furent admirés des orateurs de son temps.

Isotta Nogarolla, de Vérone, composait et débitait des plaidoyers si éloquents, si pathétiques, que tous les magistrats accouraient pour les entendre.

Élisabeth de Rosarès et Élisa de Joya, célèbres prédicatrices de Barcelone, firent un grand nombre de conversions par leur éloquence mâle et nerveuse. La foule se pressait à leurs sermons, et l'évêque de Barcelone demanda au pape leur canonisation.

Françoise Lebrixa, savante rhétoricienne, avait obtenu une chaire d'éloquence à l'Université d'Alcala.

Agala, de Corfou, possédait des connaissances fort étendues sur la grammaire et la rhétorique; elle professait publiquement l'éloquence, et avait un grand nombre d'élèves des deux sexes.

Cornilla Morelli, fut célèbre par son éloquence et surtout par son talent d'improvisation. Comme Pétrarque, elle eut l'honneur d'être couronnée au Capitole.

Maria Fernandez mérita également et obtint cet honneur.

——

L'éloquence est aussi naturelle aux dames françaises que l'amabilité; l'habitude du monde leur donne une pénétration, une sagacité qui n'est nullement inférieure à celle des hommes, même dans les affaires qui sont l'apanage de ces derniers. Elles s'y distinguent souvent par des traits de capacité dont s'honorerait un homme habile. Les femmes ont partout beaucoup plus d'éloquence naturelle que les hommes; mais les Françaises en ont encore plus que les femmes des autres pays. Quoiqu'elles aient le défaut d'une grande volubilité de langue, la variété, la vivacité et le piquant de leurs discours, tempèrent ce défaut et le rendent presque imperceptible. Si la persuasion est le but de l'éloquence, les Françaises en méritent le prix, car elles sont si versées dans l'art de s'insinuer, si habituées aux secrets d'émouvoir les cœurs, qu'il est impossible de résister et de n'être pas vaincu lorsqu'elles ont entrepris votre conquête.

SECTION XIV.

SCIENCES. — PHILOSOPHIE. — POLITIQUE.

L'esprit de la femme s'élève rarement, dit-on, aux sphères de la science pure ; cette étude exige un enchaînement d'observations, de faits, et une série de raisonnements trop longtemps soutenus pour que son organisation délicate n'en soit point fatiguée. Descartes et Mallebranche n'étaient point de cette opinion ; ils prétendaient, au contraire, que, s'il y avait autant de femmes que d'hommes qui se livrassent, dès le bas âge, à l'étude des sciences, l'avantage resterait peut-être aux premières.

Le nombre des femmes qui, chez les anciens et les modernes, se sont fait un nom dans les sciences, est assez considérable pour confirmer l'opinion de Descartes et de Mallebranche.

AGANICE, de Thessalie, se livra à l'étude des astres, et, par ses observations astronomiques, étonna les plus savants de son siècle.

HIPPARCHIE, femme du philosophe Cratès, composa plusieurs ouvrages de philosophie qui lui valurent la réputation de savante.

Léontium, maîtresse d'Épicure, enseignait et commentait la philosophie de son maître; elle étonnait ceux qui l'écoutaient par la finesse de ses jugements et la facilité de son élocution.

Diotime fut célèbre par ses connaissances philosophiques. Socrate aimait à s'entretenir avec elle.

Laïs, de Corinthe, réunissait chez elle les grands hommes de la Grèce, et discutait avec eux sur différentes questions de philosophie et d'économie sociale.

Arétie, fille d'Aristippe, étudia la philosophie sous son père; elle ouvrit, à son tour, une école d'où sortirent plusieurs hommes remarquables, entre autres le philosophe *Métrodidactus*.

Aspasie, de Milet, également versée dans la littérature, la philosophie et la politique. On lui dut, en partie, les merveilles du siècle de Périclès.

Cléobuline, fille d'un des sages de la Grèce, possédait toutes les connaissances de son père.

Hypathie, fille du philosophe Théon, avait fait de si profondes études philosophiques et littéraires, que l'évêque Synésius ne craignait pas de la nommer sa maîtresse en philosophie.

ATHÉNAÏS, simple fille d'Athènes, porta si haut ses connaissances en physique et en morale, que l'empereur Théodose, saisi d'admiration, lui fit partager sa main et son trône, sous le nom d'Eudoxie, qui signifie *vraie gloire*.

THÉANO, fille de Pythagore, philosophe et poëte, mit en vers la philosophie de son père.

LAURE DE BASSI, femme extraordinaire par l'étendue de ses connaissances et sa brillante élocution ; elle soutint publiquement des thèses de physique, de philosophie et de théologie. L'Université de Bologne, étonnée de sa vaste érudition, lui décerna, avec solennité, les honneurs du doctorat.

MARIA AGNESI, très-savante en mathématiques, fut nommée professeur à la même Université.

ISABELLE DE CORDOUE possédait le grec, le latin, le syriaque et l'arabe ; elle reçut aussi le titre de docteur.

LOUISE SIGEA, de Tolède, très-versée dans la philosophie et la théologie, écrivit au pape Paul III une lettre en cinq langues : latin, grec, hébreu, arabe et syriaque.

ÉMILIE DE BRETEUIL, marquise du Châtelet, éclaircit Leibnitz, traduisit et commenta Newton, et composa, en outre, des institutions physiques où se révéla toute la profondeur de son esprit mathématique.

DONA OLIVA DE NANTÈS se rendit célèbre par la découverte d'un nouveau système philosophique et médical.

DOROTHÉE BUCCA, remarquable par sa vaste érudition, professa la philosophie à Bologne ; ses concitoyens lui érigèrent une statue.

AGNÈS DE MILAN eut une grande renommée comme algébriste.

PISCOPIA CORNARO subit avec éclat les épreuves du doctorat en philosophie.

LAURE PATIN reçut également le grade de docteur en philosophie.

MARIA ARDHINGOLI commenta la statique de Hales; le célèbre Boissier de Sauvages lui dédia sa Nosologie méthodique.

La comtesse MALATESTE publia un traité de sphère armillaire, et un autre traité sur les infiniment petits de Newton. Ces deux ouvrages la firent placer par les savants de l'époque à côté de Descartes et de Filanghieri.

JEANNE DE MONTAIGUT étudia avec succès la physique, les mathématiques et l'histoire naturelle. De plus, elle se livrait à la poésie, et fut couronnée plusieurs fois aux Jeux floraux de Toulouse.

CATHERINE COCKBURNE, versée dans les sciences physiques et mathématiques, défendit très-ingénieusement les opinions de Locke.

Lady FULHAM écrivit, en chimiste habile, sur la combustion, et inventa de nouveaux procédés de teinture et de dorure.

Miss PRISCILLA WACKFIELD a rédigé un charmant petit ouvrage sur la botanique.

Plusieurs dames françaises, après avoir suivi assidûment les cours des professeurs du Muséum d'histoire naturelle , ont produit d'excellents ouvrages sur la botanique et l'horticulture.

Vers le commencement de notre siècle, la célèbre accoucheuse, madame BOIVIN, passa ses examens à la Faculté de médecine de Paris, et soutint sa thèse d'une manière fort remarquable. Les examinateurs, en lui conférant le diplôme de docteur en médecine, lui décernèrent une médaille d'encouragement.

Lady BRIGHAM a prouvé, dans son Traité élémentaire d'astronomie, que la mécanique céleste n'était point inabordable à l'intelligence des femmes.

Madame DE STAEL, femme de génie, fut l'admiration des savants de son époque. Le théâtre, la littérature, la philosophie et la politique lui servirent alternativement à faire briller ses talents, et à prouver que l'aptitude de la femme est égale à celle de l'homme dans les sciences comme dans arts.

MARY WOLLSTONECRAG a élucubré un gros volume intitulé : *Défense des droits des femmes,* où elle prouve logiquement que la femme n'est inférieure à l'homme qu'à cause de la pauvre éducation et de l'instruction très-bornée qu'on lui donne. Elle démontre la tyrannie des législateurs qui relèguent toujours la femme au fond du gynécée, comme s'ils craignaient sa supériorité. Elle fournit la preuve que si les hommes recevaient une éducation analogue à celle des femmes, ils seraient de beaucoup inférieurs aux femmes. D'où elle conclut que la prééminence de l'homme sur la femme est un paradoxe, un affreux mensonge. Cet ouvrage fut dédié au prince de Talleyrand-Périgord, ancien évêque d'Autun.

Mistress CHAPONE et miss MACAULAY ont produit des ouvrages sur l'éducation des femmes, où l'esprit d'observation, la finesse des aperçus et la philosophie brillent à chaque page. Cette dernière, surtout, était regardée, en Angleterre, comme réunissant les talents les plus distingués.

Madame GATI DE GAMOND a écrit un livre très-philosophique sur la condition des femmes au dix-neuvième siècle. Les éclaircissements qu'elle a donnés sur le système de Fourier, ont démontré que les questions sociales et politiques n'étaient pas au-dessus de l'esprit des femmes.

On pourrait prolonger la liste des noms féminins illustres dans les sciences physiques et morales; c'est ce que nous nous proposons de faire, un jour, dans un travail plus étendu; pour le moment, il nous suffit d'avoir précisément démontré que les hautes facultés intellectuelles se rencontrent également dans les deux sexes

SECTION XV.

POÉSIE. — LITTÉRATURE. — ÉDUCATION. — MORALE.

Les lettres et les arts montrent avec orgueil, dans leurs annales, une longue série de noms de femmes célèbres: mais c'est surtout la poésie et la musique qu'elles cultivent de préférence. Cela tient, sans doute, à la vivacité de leur imagination et à la prédominance de l'organe du coloris sur les autres organes du cerveau; nous ajouterons à la pureté de leur amour, à la délicatesse de leurs sentiments et à la richesse de leur organisation physique et morale.

Aux âges héroïques de la Grèce, la poëtesse Myrtis enseigna l'art des vers à Pindare, et une autre femme, la célèbre Corinne, entra cinq fois en lice, aux Jeux olympiques, avec ce prince de l'ode, et remporta sur lui cinq couronnes. —

Daphné, fille du devin Tyrésias, rendait des oracles en vers si beaux, que le divin Homère les jugea dignes de figurer dans ses poëmes. — A Mytilène, une femme excella dans l'ode et l'élégie, l'immortelle Sapho! Ses concitoyens la surnommèrent la dixième muse et frappèrent des médailles en son honneur.

L'histoire grecque nous a transmis les noms d'un grand nombre de femmes qui se rendirent célèbres dans les lettres:

Myre, de Byzance, louée par Athénée;

Nossidé, regardée par Antipater comme la femme la plus savante de son temps;

Clitugora, célébrée par Aristophane;

Parthénis, citée dans l'anthologie grecque;

Théano, fille de Pythagore, grande poëtesse;

Cléobuline, fille du roi de Rhodes, qui refusa le trône de son père pour se livrer entièrement à la poésie;

Haidilie d'Athènes;

Praxille, de Sicyone;

Phanéta, inventrice du vers hexamètre;

Damophile, de Lesbos ;

Thargélie, de Milet ;

Phylénis, de Leucade ;

Léontium, élève d'Épicure ;

Aspasie, de Milet ;

Laïs, Lasthénie, etc. ;

et tant d'autres femmes célèbres, qu'il serait trop long de nommer, cultivèrent avec succès la poésie, l'éloquence et la philosophie.

Dans les premiers temps de la fondation de Rome, la sibylle *Carmenta* composait et débitait des vers si harmonieux, que les Romains lui bâtirent un temple et lui décernèrent les honneurs divins.

Cornéficie, fille du poëte Cornéficius, égala son père en poésie.

Agala occupa une chaire de belles-lettres à Corfou.

Elvis composa des hymnes sacrées qui se chantaient dans la basilique de Saint-Pierre de Rome. Les poëtes d'Italie honorèrent sa mémoire.

Le nombre des femmes qui, au moyen âge, s'illustrèrent dans la poésie et les arts, est si grand, qu'il faudrait des volumes pour les dé- nommer. Il nous suffira de dire qu'en Italie, sur- tout, il n'était pas de petite ville qui ne possédât sa femme savante ou son *bas-bleu*.

Cassandra Fedele, au seizième siècle, remplit toute l'Italie de sa réputation, et Politien lui écri- vait :

« Vous écrivez des lettres ingénieuses, élé- gantes, empreintes d'une grâce virginale, et néanmoins pleines de sagesse et de gravité. J'ai lu aussi vos discours, qui brillent par le coloris des expressions, la richesse et l'harmonie du style ; j'ai même appris que vous avez le talent d'improviser, talent qui a manqué à plusieurs orateurs. On dit que dans la dialectique vous savez compliquer des nœuds que personne ne saurait dénouer, et vous avez la sagacité de trouver la solution de ce qui paraissait devoir rester insolu- ble. Dans les combats philosophiques, vous savez également défendre vos propositions et attaquer celles des autres, *et, vierge, vous osez vous mêler aux guerriers.* Enfin, dans cette belle carrière des sciences et de la littérature, le sexe ne nuit point en vous au courage, ni le courage à la pudeur, ni la pudeur au génie ; et, tandis que le monde retentit de vos ouvrages, vous baissez les yeux et conservez cette rare modestie , noble apanage des intelligences d'élite. »

L'Italie, l'Allemagne, l'Angleterre, la Russie, la Pologne, la Suède, la Prusse, toutes les nations enfin, possèdent leurs femmes de lettres et leur accordent des hommages mérités ; mais, de tous les pays du monde, aucun ne fut plus fertile en femmes savantes ou lettrées que la France, et il nous suffira d'en citer quelques-unes pour prouver que notre pays l'emporte sur les autres dans ce genre de gloire.

Madame DACIER était si profondément versée dans les langues grecque et latine, que les plus grands hellénistes et latinistes de son temps venaient la consulter sur les difficultés qu'ils rencontraient. Elle traduisit Homère, Térence, Horace, et joignit à ses traductions des notes qui font encore aujourd'hui l'admiration des savants.

Mesdames de Genlis, de Sévigné, Deshoulières, de Riccoboni, de Ville-Dieu, de la Suze, de la Sablière, de Thianges, de Lambert, de Puisieux, de Sommery, de Graffigny, de Sabran, de Montausier, de Bourdic, de Montenclos, Cottin, Labé,

Laféraudière, Vanoz, Polier, de Chatenay, Guichelin, Robois, etc., etc. ; mademoiselle Scudéry, qui remporta le premier prix d'éloquence que proposa l'Académie française ; madame Verdier, qui fut louée par Voltaire et Laharpe ; mesdames de Montausier et de Longueville, panégyrisées par Fléchier.

Madame de Staël, dont la célébrité fut européenne, aborda avec un égal succès les questions d'art, de politique et de philosophie.

Cornélie Knight, d'origine française, a écrit un ouvrage plein d'érudition, et il est exact de dire qu'elle a fait pour Rome ancienne ce que fit Barthélemy pour Athènes, dans son *Voyage du jeune Anacharsis.*

Madame Guizot, qui s'est fait remarquer par la finesse de ses critiques, par la profondeur de ses jugements et son érudition philosophique, a pris rang parmi les grands moralistes de l'époque.

Une circonstance très-remarquable, c'est que la plupart des femmes auteurs ont consacré leur plume à l'importante question de l'éducation des demoiselles ; leurs écrits ont un caractère particulier qu'on ne trouve point dans ceux des hommes qui ont traité la même question ; ils respirent cette tendresse maternelle si active, si vigilante, et à laquelle aucun autre sentiment ne saurait être comparé.

Mademoiselle de Sommery a écrit, sur l'éducation des jeunes demoiselles, des pages que toute mère devrait lire.

Mesdames de Rémusat, Leprince de Beaumont, et plusieurs autres, ont laissé d'excellents ouvrages sur l'éducation des demoiselles, et de précieux enseignements sur la conduite que doivent tenir les femmes.

L'Angleterre s'honore de beaucoup de femmes qui ont écrit ce genre d'ouvrages.

Miss More a publié des *Essais sur l'éducation des jeunes demoiselles,* où l'on trouve des observations très-utiles.

Le *Traité d'éducation pratique,* de miss Edgeworth, est un des ouvrages les plus remarquables sur cette importante matière.

Les *Lettres pratiques* et les *Principes élémentaires de l'éducation,* de madame Hamilton, sont de la plus grande utilité aux jeunes personnes.

Les *Promenades champêtres*, de madame Smith, particulièrement destinées aux jeunes demoiselles, ont pour but de leur inspirer des goûts simples et l'amour de la famille.

L'Ami des jeunes demoiselles, de madame Rowson.

Le *Mentor des enfants*, de madame Bonhote.

Les *Anecdotes pour la jeunesse*, de miss Wackfield.

Les *Lettres sur le bonheur des jeunes demoiselles*, de madame Wells.

Les *Essais adressés aux jeunes femmes*, de madame Griffith, et beaucoup d'autres ouvrages propres à inspirer l'amour de la vertu et l'horreur du vice.

Plusieurs femmes russes, allemandes, italiennes et espagnoles, ont aussi consacré leur plume à des traités spéciaux d'éducation des jeunes personnes. Il est à regretter qu'elles aient été étrangères à la physiologie, à la gymnastique, et surtout à l'hygiène domestique, si utile, si nécessaire aux mères de famille.

L'art dramatique n'est point exclusivement réservé à l'homme, plusieurs femmes l'ont exploité avec succès :

Hrowita, religieuse allemande, a laissé des drames en langue latine rimée ; ces drames ont été traduits en français par M. Charles Magnin, de l'Institut.

Mesdames Cowley, Inchbald, Griffith, Lenox, Lée Baillie, ont composé de très-bonnes tragédies et comédies.

Anna de Caro, de Séville, et Anna de Castro, ont écrit des comédies estimées des connaisseurs. Mesdames de Genlis, de Graffigny, Motteville, Scudéry, de Bawr, ont laissé plusieurs comédies remarquables par l'élégance du style. De nos jours, mesdames George Sand, Ancelot, Waldor, Ségalas, ont prouvé, par d'immenses succès, que la femme pouvait, aussi bien que l'homme, aspirer aux honneurs de la couronne dramatique.

Au nombre des poëtes distingués de notre époque, figurent, en première ligne, mesdames Duffrenoy, Tastu, Desbordes – Valmore, Sophie Gay, Émile de Girardin, Anaïs Ségalas, Louise Collet, Eugénie Foa, Mélanie Waldor, Élisa Voïart, Flora Tristan, Clémence Robert, et tant d'autres muses, aux tendres accents, aux vers harmonieux, qui ont révélé à leur siècle combien un cœur de femme recélait d'éloquence, d'amour et de poésie.

Et parmi ces beaux noms, dont se glorifie la France, un nom s'élève plus brillant encore, GEORGE SAND! C'est qu'en effet, cette femme extraordinaire est arrivée, de plein saut, à ces hautes régions qu'habitent les grandes intelligences, le Génie! Jamais pinceau ne broya de plus riches couleurs, jamais plume ne traça des lignes plus harmonieuses, plus poétiques; et, si parfois on lui reproche une parole acérée, un amer dédain des choses sociales, on est forcé d'avouer qu'elle possède, au plus haut degré, l'art de peindre les mouvements passionnés du cœur et de l'âme, qu'elle excelle à donner une forme éloquente et sublime aux questions les plus arides de la philosophie. Artiste, poëte, philosophe et politique à la fois, réunissant en elle tous les genres de mérite, cette femme, à jamais célèbre, a éclipsé les plus brillantes réputations des âges anciens et modernes.

Parmi les femmes de génie, nous en avons déjà cité plusieurs, qui se sont proposé, dans leurs écrits, de prouver que les deux sexes étaient égaux par nature, et que, s'il existait une infériorité relative chez la femme, il fallait en accuser l'égoïsme des hommes, qui leur refusent l'instruction, arbitrairement réservée au sexe mâle. Elles se récrient contre la tyrannie de l'homme qui les prive de leur part dans les affaires publiques et les confine dans leurs foyers. Ces femmes-là ont raison de soutenir et de réclamer leurs droits ; mais elles ont tort de juger la généralité des femmes d'après elles ; car si, en se posant comme principe, elles, qui ne sont que des exceptions, prétendent tirer une conclusion générale, elles pèchent, par cela même, contre la faculté de généraliser.

Il est physiologiquement démontré que les dispositions naturelles de la femme sont différentes de celles de l'homme, non dans l'essence, mais dans les modifications. Certaines facultés sont beaucoup plus actives chez la première que chez l'homme, tandis que certaines autres sont plus développées chez celui-ci que chez la femme : cette différence dépend exclusivement de l'organisation physique, et constitue la loi des compensations.

SECTION XVI.

PEINTURE. — SCULPTURE.

La sculpture, et particulièrement la peinture, ont été cultivées avec succès par un grand nombre de femmes.

TIMARÈTE fut, dit-on, la première qui mania le pinceau; elle peignit une Diane qu'on plaça dans le temple d'Éphèse.

LALA, femme peintre et sculpteur, jouissait chez les Grecs d'une grande réputation.

JEANNE CORTÉSI fut très-habile dans la miniature.

VICTORINE SIRIÈS, peintre d'histoire, honorée de la protection du grand-duc de Florence.

MARIE MÉRIAN excellait dans l'art de peindre les insectes et les fleurs.

MARIA OSTERWICK peignait également, avec une exquise délicatesse, les insectes, les animaux et les fleurs.

HÉLÈNE PANZACHIE, célèbre paysagiste.

Julie Rozée, ses peintures, très-estimées, brillent surtout par la finesse du coloris.

Propertia Rossi, de Bologne, sculpta des bas-reliefs très-estimés des connaisseurs.

Mademoiselle Collot modela le buste colossal de Pierre-le-Grand.

Il existe aujourd'hui un assez grand nombre de femmes sculpteurs, qui, chaque année, exposent au Musée leurs charmantes créations. Parmi elles, on distingue mademoiselle Zimmerman et mademoiselle de Beauveau,

Mademoiselle Vallayer-Coster fut reçue, à dix-neuf ans, membre de l'Académie de peinture; ses tableaux sont très-estimés.

Madame Lebrun s'est fait une grande réputation par son talent pour le portrait.

Madame Jaquotot, justement célèbre par ses admirables peintures sur porcelaine. Outre son talent supérieur en ce genre de peinture, elle était excellente musicienne.

Madame de Mirbel, surnommée la reine de la miniature; ses portraits sont estimés à une haute valeur.

Mademoiselle Adèle Ferrand, citée pour ses tableaux de genre.

Nous ne saurions dénommer toutes les charmantes artistes qui honorent le pinceau. Dans la seule ville de Paris, on pourrait en compter plus de cent, dont le mérite est incontestable. Cependant, nous ne saurions oublier mademoiselle Rosa Bonheur, qui peint les animaux et les fleurs avec un rare talent. — Mademoiselle Wagner, dont les peintures de fleurs sont ravissantes. — Mademoiselle Bianchi, qui, pour ses jolis pastels, a obtenu la médaille d'or et plusieurs mentions honorables.

SECTION XVII.

ART DRAMATIQUE. — CHANT. — MUSIQUE. — DANSE.

Considérée sous un autre aspect, la femme est beaucoup plus vraie que l'homme, beaucoup plus énergique dans la manifestation extérieure de ses sensations intimes ; c'est pourquoi elle excelle dans la déclamation, la musique, la danse et la mimique. Nos contemporaines, Duchesnoy, Georges, Rachel, Mars, Madeleine Brohan, Desjazet, ces reines du théâtre ; — Malibran, Alboni, Tédesco, Grisi, Cruvelli, Sontag, Damoreau-Cinti,

Falcon, Stolz, Pauline Garcia, Laborde, Ugalde,
Wertemberg, Darcier, Ponchard, Miolan, Lefè-
vre, Nau, Daubrée, Poinsot, Dameron, ces muses
aux notes pures et mélodieuses; — Taglioni,
Carlotta Grisi, Cerrito, Essler, Plunkett, Dumilâ·
tre, Priora, ces gracieuses déesses de la danse,
sont une preuve vivante de l'excellence de la
femme dans les arts scéniques.

A égalité de talents, le meilleur acteur ne pro-
voquera point un aussi ardent enthousiasme que
l'actrice. Cette supériorité de la femme sur
l'homme dépend de son exquise sensibilité, de
son impressionnabilité, de la puissance irrésistible de ses yeux, de l'inépuisable jeu de sa physionomie, de l'étonnante flexibilité de sa voix,
enfin de sa facilité à saisir la pensée du poëte ou
du compositeur, à s'en pénétrer et à la rendre
comme si elle lui appartenait. Cette harmonieuse
éloquence de l'organisation féminine, qui la rend
le miroir fidèle des impressions du cœur et de
l'âme, est la source des plaisirs variés que nous
procure la société des femmes.

La composition musicale a aussi ses illustra-
tions féminines:

MADAME JAQUET DE LA GUERRE a laissé un

opéra, plusieurs cantates admirées de Mozart, et un *Te Deum.*

MADEMOISELLE BERTIN fit jouer, il y a déjà plusieurs années, un opéra de sa composition, où l'on remarquait de délicieuses mélodies ; il est à regretter que cette dame n'ait point persévéré dans la carrière musicale.

MADEMOISELLE PUJET a produit un opéra-comique, et nous donne, chaque année, un charmant album de romances qui font les délices des soirées.

MADAME VICTORIA ARAGO marche heureusement sur les traces de sa devancière et a déjà publié plusieurs albums pleins de sentiment.

Le piano et l'orgue comptent une foule de sujets distingués parmi les femmes ; il suffira de nommer mesdames Pleyel, Farrenc, Wartel, Coche, Massart, de Barival ; mesdemoiselles Martin, Clauss, de Halleville, Matmann, Godillon, de Lalanne.

Plusieurs femmes se sont fait un nom comme violonistes. Les jeunes Milanollo, à peine âgées de dix et onze ans, étonnèrent, il y a quelques années, le public parisien, et le charmèrent en exécutant, sur le violon, avec une pureté remarquable, les morceaux les plus difficiles. — Mademoiselle Bertrand opère sur la harpe de véritables prodiges.

Notre Conservatoire couronne tous les ans de jeunes demoiselles du premier mérite en musique vocale et instrumentale. — La musique faisant aujourd'hui partie de l'éducation des jeunes demoiselles, il n'est point de ville, en France, qui ne possède une ou plusieurs pianistes de très-bonne force.

SECTION XVIII.

CONCLUSION ANALYTIQUE.

Ainsi, partout et en tout, la femme égale l'homme et très-souvent le surpasse. Nous croyons fermement que si l'éducation des jeunes demoiselles, si étroite, si routinière, si défectueuse en tout pays, devenait plus large, plus sérieuse, et développait les élans de la raison au lieu de les comprimer, nous croyons que le nombre des femmes lettrées et philosophes (ce qui ne les empêcherait pas d'être bonnes épouses, bonnes mères), augmenterait considérablement.

Le burin de Clio a gravé, au Temple de Mémoire, les noms de toutes les femmes célèbres de l'antiquité et des temps modernes; mais, selon nous, ce n'est point encore assez : leurs concitoyens auraient dû leur élever un monument qui témoignât de leur admiration et de leur reconnaissance, un monument sur lequel chaque femme, jetant les yeux en passant, eût trempé son âme et fortifié son esprit à de glorieux souvenirs. Les grands hommes, en France, ont bien leur *Panthéon*, pourquoi en priver les femmes? Le courage, l'intelligence, le génie, n'ont point de sexe; l'immortalité est pour tous ceux qui l'ont méritée.

Résumons notre éloge des femmes par une rapide analyse de leurs facultés, de leurs vertus et de leurs défauts. — La femme, excellente et dangereuse créature, ange de douceur et de sensibilité, type frappant de bonté, de malice, d'attachement et d'inconstance, de modestie et de vanité; toujours excessive dans ses passions, bonnes ou mauvaises. Douée de finesse et de perspicacité, la femme supplée à la force qui lui manque par les ressources de son esprit; elle possède un arsenal complet de répliques et d'à-propos; dans les circonstances difficiles, elle conserve un admirable sang-froid, un aplomb imperturbable, et, au besoin, le mensonge sort si gracieux de sa jolie bouche, qu'on est forcé de le prendre pour une vérité.

Tantôt rusée, coquette, sylphide séduisante et légère, elle vous attire, vous entraîne et vous échappe au moment où vous croyez la saisir; si, fatigué de l'inutilité de vos poursuites; si, maudissant ses dédains ou ses caprices, vous lui jetez une menace d'abandon, nouvelle Circé, d'un sourire elle vous ramène à ses pieds, vous entoure de ses enchantements, fait glisser sur vos nerfs les joies du ciel ou les tortures de l'enfer. Tantôt, vertu sévère, d'un geste elle vous intimide et vous glace d'un regard; c'est lorsque vous la croyez vaincue qu'elle se relève plus fière, plus superbe, et vous commande, en reine, obéissance et respect; d'autres fois elle s'abandonne à vous comme un enfant.

Ouvrez l'histoire du genre humain, observez attentivement les femmes dans les mille nuances qu'elles offrent, et cherchez si quelque autre être, sur la terre, subit d'aussi nombreuses, d'aussi complètes métamorphoses. Nymphes séduisantes, vous les voyez former des chœurs de

danse sur les rives fleuries de l'Ilyssus — Chastes
et timides, elles marchent les yeux baissés dans
les cérémonies du culte et jonchent le sol de
fleurs. — Bacchantes échevelées, l'œil en feu,
elles font bruyamment retentir l'air de leurs cris
aux fêtes de Bacchus. — Odalisques voluptueuses
dans les harems d'Orient, et vertus austères dans
les cloîtres d'Occident. — Épouses et mères, bra-
vant la mort pour leurs maris ou leurs enfants.
— Guerrières intrépides, audacieuses, ou faibles
créatures s'évanouissant au moindre bruit. —
Esclaves résignées chez les peuples barbares, et
maîtresses impérieuses chez les nations civilisées.
— Anges créant et détruisant tour à tour, allu-
nant la vie par l'amour, et l'éteignant dans
l'abus des voluptés; les femmes sont tout ce qu'on
veut qu'elles soient, et finissent par faire tout ce
qu'elles veulent.

La femme, étonnant assemblage de force et de
faiblesse, de résignation, de dévouement, de
haine et d'amour; sous sa frêle et délicate enveloppe se cache une âme pétrie de nobles sentiments ou de noires perfidies, bat un cœur plein
de courage, de folles terreurs et de superstitions.
Telle femme affronte aujourd'hui les plus grands
dangers, qui demain se brisera au moindre choc,
frissonnera au contact d'un duvet. Telle femme

qui ne s'imposerait point aujourd'hui le sacrifice d'un léger plaisir pour vous sauver d'un grand péril, demain exposera sa vie pour une bagatelle.

Oh! qui se flatterait de connaître à fond une nature de femme! quel observateur assez pénétrant pourrait sonder les abîmes de son cœur! quel peintre assez habile pourrait arrêter des traits aussi mobiles, fixer des formes et des nuances si vaporeuses! La synthèse et l'analyse tombent elles-mêmes devant ce caractère, insaisissable dans ses rapides transformations, dans ses oscillations et ses contrastes, dans tous ses mystérieux détails.

La Chaussée a écrit :

La femme est une espèce à qui rien ne ressemble ;
C'est tout bien ou tout mal, ou tous les deux ensemble.
Est-elle vertueuse, elle l'est à l'excès,
Sa sagesse devient un véritable accès ;
La modération lui paraît insipide,
C'est toujours à l'extrême où son penchant la guide.

Portons d'un autre côté nos regards, examinons le rôle sublime de la femme à l'égard de l'homme, sa sollicitude, ses bienfaits et son dévouement perpétuel.

C'est la femme qui nous porte dans son sein, qui nous donne la vie, nous allaite et veille sur notre berceau ; c'est elle qui dirige nos premiers pas et nous apprend à balbutier nos premiers mots ; c'est elle qui reçoit et nous rend notre premier sourire, qui essuie nos premières larmes ; elle éloigne les dangers qui entourent notre enfance, dissipe nos chagrins et prépare nos plaisirs ; c'est elle qui, plus tard, partage nos travaux, en allége le poids et devient une moitié de nous-mêmes ; ses bras nous ont tenus dans l'enfance, ils nous servent d'appui dans la vieillesse. Lorsque les derniers horizons de la vie se déroulent à nos yeux, c'est sa main que nous pressons dans une dernière étreinte, et, sur notre tombe déserte, c'est elle encore qui vient répandre des larmes et jeter quelques fleurs. O femme ! la nature semble avoir confié l'homme aux inépuisables soins de ta tendresse ; l'humanité entière s'honore de tes bienfaits, et l'ingratitude même est forcée de les reconnaître.

Pour sentir la douleur d'autrui, elle n'a qu'à la voir ; les paroles qui consolent, les prévenances, les soins qui soulagent, elle les possède naturellement. Quiconque souffre a droit à son intérêt, à sa pitié. Lorsqu'elle ne peut aider matériellement l'infortune, elle la soulage moralement. Jetées au milieu de nos haines, de nos passions, les femmes cherchent toujours à les modifier, à les endormir.

C'est par les femmes que les nobles sentiments, les élans généreux et les procédés pleins de délicatesse s'acclimatent dans un pays, se naturalisent chez un peuple; ce sont elles qui adoucissent les mœurs farouches et civilisent les instincts grossiers. Que deviendrait la société si les femmes s'en retiraient?... Alors, que de maux, que de souffrances sans pitié; que d'angoisses et d'infortunes sans espoir de soulagement!

Oh! de combien de respect, d'admiration et d'hommages, devrait être entourée la femme qui guérit les plaies de notre cœur et jette quelques fleurs sur le sol aride de la vie; de combien d'amour et de reconnaissance ne devrait-elle pas être l'objet? Providence de la famille, déesse tutélaire du foyer, la femme prévoit tout et veille à tout. L'homme ne peut se passer d'elle; un instinct puissant lie son existence à la sienne; il a besoin de la voir, de l'entendre; il franchit tous les obstacles, se résigne à des années de souffrance pour mériter et obtenir son amour. C'est pour elle qu'il convoite la fortune et la gloire, car elle est le but de ses désirs; c'est elle qui prolonge ses veilles et peuple son sommeil de rêves délicieux; c'est elle qui parfume l'air qu'il respire; enfin, elle est le charme de son cœur, l'idole de son âme, l'espoir et le bonheur de sa vie.

Enfant, qu'elle est gentille, intéressante dans ses jeux, préludant, avec ses poupées, aux tendres soins qu'elle doit donner un jour.

Vierge, qu'elle est pure! On admire la fraîcheur de ses charmes naissants; on aime à respirer les parfums d'innocence qui l'environnent; on envie le bonheur de lui plaire et de fixer son choix.

Amante, qu'elle est belle, ravissante! que d'éloquence sur ses lèvres et de mélodie dans sa voix! Son sourire, qu'il est enivrant! et ses yeux!... l'étincelle en jaillit, vous frappe et vous consume.

Mère, qu'elle est sublime! Tendrement expansive dans ses joies et résignée dans sa souffrance, on aime à la voir, au sein de sa famille, prévenir, écarter les dangers, veiller et satisfaire à tous les besoins.

Ainsi, on l'aime dans son enfance; elle plaît par sa gentillesse, amuse par son babil. Oh! qu'il est intéressant le babil de cette jolie petite fille; ses questions multipliées, ses sauts d'une idée à l'autre, ses phrases commencées et interrompues, ses inflexions de voix, ses mille démonstrations bruyantes, annoncent qu'elle commence la vie et que tout est beau pour elle ; heureux âge :...

On l'aime à seize ans, mais c'est d'amour ; on l'idolâtre, on lui prodigue l'encens de l'adoration. Qu'elle est puissante ! alors qu'elle résume, dans un baiser, toutes les jouissances, toutes les voluptés de la vie... qu'elle verse dans nos cœurs cette ivresse délirante qui réduit nos sens à un seul, celui du bonheur... Alors, qu'elle est puissante ! Homme, tu n'es que son esclave ; à ses pieds, prosterné, tu l'admires, tu l'adores plein de soumission et d'espoir ; elle est l'ange de tes rêves et la divinité qu'invoquent tes ardentes prières.

On l'aime à l'âge mûr, mais c'est d'amitié ; on l'estime, et les doux souvenirs qu'elle a laissés dans notre âme nous la rendent encore plus chère.

> Dans son enfance elle intéresse,
> On doit l'aimer dans son printemps,
> La soutenir dans sa vieillesse,
> La respecter dans tous les temps.

Compagne inséparable de l'homme, ô femme ! tu es la fleur qui sourit à sa naissance, qui parfume sa vie et se penche sur sa tombe : l'homme doit t'aimer toujours, te bénir, te glorifier !

Il faut t'aimer dès qu'on te voit paraître,
C'est un désir qu'on ne peut modérer ;
Plein du bonheur que ta beauté fait naître,
L'homme vaincu te reconnait pour maître,
O femme ! il faut t'aimer, soupirer, t'adorer.

Il faut t'aimer lorsque tu prends ta lyre
Et qu'on l'entend sous tes doigts murmurer ;
Lorsque ta voix suavement soupire
Un chant d'amour ; alors, avec délire,
O femme ! il faut t'aimer, t'écouter, t'adorer.

Il faut t'aimer, t'aimer à la folie,
Quand tes beaux yeux nous ont dit d'espérer.
En te voyant si tendre, si jolie,
Le cœur s'enflamme et la tête s'oublie...
O femme ! il faut t'aimer, te plaire, t'adorer.

Il faut t'aimer lorsqu'un charmant sourire
Vient mollement sur tes lèvres errer,
Nouvelle Armide en l'art de nous séduire,
A toi des cœurs, à toi le doux empire,
O femme ! il faut t'aimer, t'obéir, t'adorer.

CHAPITRE IV.

PENSÉES, MAXIMES ET RÉFLEXIONS CONCERNANT LES FEMMES,
TIRÉES EN PARTIE DE DIVERS OUVRAGES, ET, EN PARTIE,
PROPRES A L'AUTEUR.

Partant du principe de la conformité et de l'ho-
mogénéité cérébrale chez l'un et l'autre sexe, la
plupart des physiologistes et des philosophes reconnaissent à la femme une aptitude intellectuelle
égale à celle de l'homme ; d'où il résulte que la
femme peut remplir tous les emplois, hormis
ceux qui sont opposés à la délicatesse de sa constitution. Mais, il faut dire encore à l'avantage de
la femme, qu'elle surpasse l'homme par la vivacité de sa conception, par sa promptitude à tout
saisir ; elle apprend sans étude ce que l'homme
n'acquiert qu'avec beaucoup de travail. Nous
croyons inutile de faire observer que toutes les
femmes, de même que tous les hommes, ne sont

point propres aux arts et aux sciences; mais, dans le cas d'aptitude égale des deux côtés, si l'on poussait la femme dans la voie des arts comme on pousse l'homme, il est très-probable qu'elle deviendrait au moins aussi habile que lui. Or, si les femmes sont inférieures aux hommes sur ce point, c'est l'éducation routinière qu'on leur donne qu'il faut en accuser, et non le défaut d'aptitude. Voyez, dans tous les pensionnats de jeunes demoiselles, si l'on ne s'applique pas davantage à développer l'esprit superstitieux que la liberté de penser ; dès le bas âge, on étouffe la raison en développant presque exclusivement la mémoire et l'imagination ; on sature le cerveau de faits merveilleux, impossibles ; on y incruste d'absurdes croyances, tandis que le jugement est condamné au repos ; alors, et pour toute la vie, les hautes facultés intellectuelles sont frappées de stérilité ; car, la croyance au merveilleux, autrement dit la superstition, est l'éteignoir de l'esprit.

Le reproche de légèreté, d'inconstance. de versatilité, qu'on adresse aux femmes, est-il fondé? Oui, s'il porte sur certaines choses, certains objets, tels que rubans, bijoux, parures, modes, bals, théâtres, etc ; mais, pour ce qui regarde les choses de sentiment, les affections du cœur, nous répondrons : Non ! En effet, qu'on se donne la peine de compulser les fastes de l'amour, de la tendresse filiale et maternelle, du dévouement conjugal, et l'on acquerra la certitude que, pour une femme inconstante, égoïste, on rencontre des milliers d'hommes entachés de ces vices. L'ingratitude de la fille envers ses père et mère est fort rare, tandis que l'ingratitude des garçons n'est malheureusement que trop commune. L'indifférence de la femme pour ses enfants est si exceptionnelle, qu'on la regarde comme une monstruosité; pourrait-on en dire autant de messieurs les hommes? Enfin, dans les cas d'inconstance de la femme, si l'on remonte à la source, on découvre que c'est l'homme qui en est, presque toujours, la cause occasionnelle. De même pour la jalousie : les femmes jalouses sont peu nombreuses, et il n'est peut-être point d'homme qui n'ait senti, au moins une fois en sa vie, le poison de la jalousie lui dévorer le cœur.

—

Nous avons vu que le cerveau des femmes était parfaitement semblable à celui des hommes; mais, dans le cœur des premières, il y a une fibre de plus? celle du sentiment.

—

En fait de sentiment, les femmes sont inappréciables ; en fait de tendresse, elles ne sauraient être trop appréciées.

—

La femme est entraînée instinctivement vers tout ce qui est beau, élégant et soigné. Dès l'enfance, elle aime à se parer, et son goût pour la parure ne fait qu'accroître avec les années ; elle se façonne promptement et avec facilité aux usages du monde ; elle acquiert de bonne heure ces formes agréables et élégantes, ces manières douces et polies qui charment les plus indifférents ; enfin, elle est l'ornement des sociétés dans un âge où les jeunes gens sont ordinairement grossiers et livrés à un embarras qui tient de la gaucherie.

—

L'empire de la femme est un empire de douceur et d'amour, ses ordres sont des caresses, ses menaces des pleurs ; elle doit régner dans la maison comme un ministre dans l'Etat.

—

Les femmes sont la plus fine porcelaine du

genre humain : très-casuelles, il faut les ménager
et ne point les mettre à de trop fortes épreuves.

—

La femme est un trésor inappréciable de tendresse et d'amour ; c'est la fleur qui exhale le
plaisir, le calice qui contient le bonheur.

—

Si l'homme est la plus belle fleur de la création,
la femme en est le parfum.

—

La femme est la manne divine, le rayon d'a-
mour qui féconde et vivifie ; elle est la douce
lumière dont le reflet dore l'existence de l'homme.

—

Entre les choses les plus parfaites de la nature,
il n'y a rien qui plaise plus aux yeux des hommes
que la vue d'une belle et jolie femme.

—

Les charmes de la femme ont un effet tellement sûr, qu'un moraliste a eu raison de dire :
Qu'on donne à une femme aimable l'homme le

plus indifférent, le plus impérieux, elle fera de lui tout ce qui lui plaira de faire, pourvu qu'elle ait de l'esprit, assez de beauté et peu d'amour.

—

Pourquoi Dieu aurait-il donné aux femmes l'amabilité, les grâces et la beauté, si ce n'était pour rendre heureux les hommes ?

—

Les grâces et l'esprit donnent la vie à la beauté ; la femme qui n'est que belle ressemble à ces bijoux faux, montés avec art, qui fixent les regards par leur éclat, mais dont on reconnaît bientôt le peu de valeur.

—

Ce qu'on nomme l'esprit est plus naturel aux femmes qu'à l'homme.

—

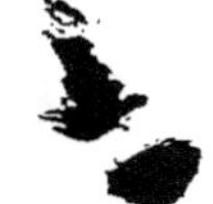

L'esprit et le savoir des hommes sont plus souvent en défaut que le simple bon sens des femmes.

—

L'esprit des femmes est comme les arbres d'Eden, qui produisaient de beaux fruits sans culture.

—

L'esprit des femmes ressemble à leur corps; il est beaucoup plus délicat que celui des hommes.

—

L'esprit est comme la lumière du soleil : il éclaire les uns, éblouit les autres, et répand autour de quelques individus un éclat de réverbération qui les décore.

—

Les femmes embellissent leurs écrits du coloris de leur amabilité.

—

Chez les femmes, les idées s'arrangent plutôt par sentiment que par réflexion; la nature raisonne pour elles et leur épargne les frais de la réflexion.

—

Les femmes ont naturellement l'avantage de

mieux parler que les hommes ; leurs expressions sont fines, délicates, tendres et spirituelles.

—

Les femmes doivent se défier du bel esprit; car, s'il les fait voguer un moment à pleines voiles, pour elles le naufrage est à craindre.

—

La femme qui vise incessamment au bel esprit fatigue ses auditeurs et se rend à charge.

—

Une femme d'esprit sans amour-propre fait les délices de ceux qui la fréquentent.

—

On peut briller par les parures, mais on ne saurait plaire que par l'esprit. C'est l'esprit qui vivifie le corps, qui anime et embellit la physionomie.

—

Les agréments de l'esprit sont aussi nécessaires à la beauté que les désirs sont nécessaires à l'amour.

—

Le cœur et l'esprit ne mettent pas toujours leurs intérêts en commun.

—

Le cœur devrait être le sanctuaire de la vertu, et il ne l'est souvent que du vice.

—

On fait plus d'heureux par le cœur que par l'esprit.

—

L'on a dit, avec raison, que les femmes faisaient les mœurs d'une nation. Donnez aux femmes les talents qui leur conviennent, les mœurs et les vertus qu'elles doivent avoir, et les hommes seront vertueux.

—.

Les femmes sont les protectriees naturelles de l'homme : elles veillent sur son enfance, se dé—vouent pour lui et sa famille ; dans l'âge mûr elles le soignent, et le soutiennent dans sa vieillesse.

—

Une femme qui remplit bien sa destinée de femme est pour l'homme un ange tutélaire.

—

Les femmes ont cela de commun avec les fruits : si on les entasse, elles se gâtent. Aussi, une femme de bon sens évite les réunions composées exclusivement de femmes.

—

Une femme aimable ne vieillit jamais.

—

Il y a des femmes qui sont belles sans en avoir la réputation, d'autres qui professent l'état de jolie femme sans aucun titre pour y prétendre; cela dépend du rôle qu'on a pris et du but qu'on s'est proposé d'atteindre, en entrant dans le monde.

—

Les femmes qui ont passé l'âge de plaire ne savent comment remplir le vide qu'elles remarquent autour d'elles, vide affreux qui augmente chaque jour. Elles éprouvent l'amer chagrin de n'être plus louangées, de n'être plus aimées, et

sont aux prises avec les ennuis d'une vie oisive.
C'est pourquoi il meurt beaucoup plus de femmes
du monde, à l'âge de retour, que de femmes du
peuple.

—

La pudeur est cet instinct naturel que possède
la femme, afin de réfréner les besoins trop impérieux de l'homme. La pudeur sert à jeter un voile
sur les intentions finales de la nature. La pudeur
est une qualité si essentielle au beau sexe, qu'on
ne saurait voir sans dégoût les femmes qui s'en
dépouillent

—

La vraie pudeur est une des perfections de la
femme; mais la pudeur qui s'effarouche au moindre chuchotement, est une pudeur d'emprunt

—

Brillant de son propre éclat, la pudeur commande à la fois l'admiration, le respect et l'amour;
elle est à la beauté ce que la modestie est au vrai
mérite.

—

La prude n'est qu'un feu qui couve sous les cendres.

—

La pudeur est le plus bel ornement de la femme, malheur à qui la perd !

—

La pudeur est le secours que la nature donne aux femmes pour soutenir leur faiblesse.

—

La modestie naît du mérite, la présomption et l'orgueil naissent de la médiocrité.

—

La modestie est au mérite ce que les ombres sont aux figures d'un tableau.

—

La modestie est une qualité sociale indispensable aux hommes comme aux femmes.

—

La modestie, dans les bornes convenables, est

une heureuse qualité; mais la modestie outrée est ou une affectation ou une faiblesse d'esprit.

—

La modestie extérieure ne prouve pas toujours qu'on soit exempt d'orgueil.

—

La modestie est, parfois, la coquetterie du mérite.

—

La vanité, l'orgueil et la colère sont de grands défauts qui déparent la beauté.

—

La colère devrait être expulsée, par la raison, du cœur des femmes, parce qu'elle altère leurs traits et trahit leur caractère. La femme sage sait réprimer les emportements de l'amour-propre blessé.

—

La femme orgueilleuse est insupportable, même à ses rares amis; la femme vaniteuse n'est jamais sätisfaite : plus elle reçoit d'hommages, plus elle en désire.

—

La vanité fait faire aux femmes plus de chutes que l'amour.

—

Une jolie femme serait aussi ridicule de se trouver laide, qu'un homme d'esprit le serait s'il se croyait un sot.

—

Les vertus de la femme sont d'autant plus estimables, qu'elles ne sont point stimulées par des récompenses qu'obtiennent les hommes en pareil cas.

—

L'empire que la femme aura fondé sur la douceur et l'indulgence sera durable et puissant.

—

La femme vertueuse et résignée finit toujours

par avoir une grande influence sur l'homme le plus méchant.

—

La conduite d'une femme estimable la dispense de se justifier des calomnies dirigées contre elle.

—

La femme a sur l'homme le même empire que le cœur a sur l'esprit.

—

Ce n'est jamais par les sens que se perdent les femmes; la cause de leur chute est toujours le cœur, l'imagination ou la vanité.

—

Une femme honnête, sensible et jolie, est un des chefs-d'œuvre de la nature; c'est le plus beau présent que le ciel ait fait à l'homme; il doit donc en sentir tout le prix, et s'en rendre digne tous les jours de sa vie.

—

Un des rôles de la femme est de plaire, car en plaisant elle se fait aimer, et être aimée est tout pour elle.

—

Rien n'embellit plus une femme que le désir de plaire puisé dans le besoin d'aimer.

—

Les désirs sont les ressorts qui mettent les passions en mouvement. Otez à la femme le désir de plaire, alors elle devient maussade, car c'est ce désir qui la rend aimable, gracieuse et adorable.

—

Les femmes ont, en général, un désir de plaire qui l'emporte sur tous les autres. Ce désir, de même qu'une affection héréditaire, se transmet de la mère à la fille et de la sœur à la sœur.

—

O femmes ! cherchez toujours à plaire, et vous serez toujours aimées.

—

La destination des femmes étant de plaire et d'être aimables, les hommes indifférents à ces qualités sont des êtres bornés.

—

La flatterie est un encens perfide que les hommes, et surtout les femmes, respirent avec bonheur. On a l'air de mépriser les flatteries, et personne ne se fâche sérieusement contre les flatteurs.

—

Les hommes éprouvent tous les jours qu'il est plus facile de médire des femmes que de ne point les aimer.

—

La flatterie est un dangereux poison pour les femmes : une femme qui aime à respirer l'encens que lui prodiguent de fades adulateurs, et qui se complaît dans les adorations des hommes, est une femme qui se prépare des regrets pour l'avenir.

—

Si les femmes pouvaient se persuader que la

flatterie est le voile de la fausseté, elles se défie-
raient des flatteurs.

———

Les femmes rencontrent parmi les hommes
plus de flatteurs que d'amis, et parmi les femmes
plus d'envieuses que d'amies. Or, les flatteurs
sont à craindre et les envieux à redouter.

———

L'indiscrétion, plus transparente que le cristal,
trahit les secrets. Or, les indiscrets sont à fuir.

———

Une femme doit respecter l'opinion, car une
femme est perdue lorsque l'opinion publique est
contre elle.

———

La femme est un charmant mystère qu'il est
sage d'adorer sans en chercher l'explication.

———

Le cœur de la femme est un abîme qu'on ne

peut sonder; c'est bien souvent une mine féconde
que l'homme ne sait pas exploiter.

—

Si parfois la femme est dissimulée, la faute en
est à l'homme.

—

La femme doit toujours se défier de son cœur,
à cause de son excès de tendresse et de sensibilité.

—

Le cœur d'une femme peut se fermer à l'amour,
à la coquetterie jamais.

—

La femme a naturellement le cœur plus répu-
blicain que l'homme.

—

Plus les femmes sont oisives, et plus leur cœur
est occupé.

—

12.

Chez les femmes, le langage du cœur est des plus éloquents; il ne faut qu'un peu de sensibilité pour le comprendre.

—

La voix des femmes fait vibrer les cordes tendres du cœur et dispose à l'amour.

—

Le miel se trouve dans le calice des fleurs et sur les lèvres de la femme; l'abeille s'attache aux unes, les hommes aux autres.

—

Le soleil et la femme se complètent mutuellement : l'un fait naître les jours, la femme les embellit.

—

La femme est le doux astre qui échauffe la vie de l'homme ; sans elle la vie n'aurait point d'excitant et s'écoulerait dans l'indifférence.

—

La femme a plus d'imagination que de raisonnement, et cela parce qu'on cultive l'une et qu'on néglige l'autre.

—

C'est dans l'imagination qu'existent toutes les nuances insaisissables de la beauté des femmes.

—

L'imagination restitue aux femmes ce que le positivisme leur enlève. En étendant les bornes des perfections de la femme, l'imagination recule celles de son empire.

—

L'homme qui n'a point d'imagination pour les femmes est une brute ; car c'est l'imagination qui pare la beauté de tout le piquant des grâces, de tous les attraits de la volupté.

—

L'imagination des femmes une fois exaltée, les entraîne vers l'homme sans mérite, quelquefois vers l'homme vicieux ; elles en font leur idole et se préparent alors un avenir de douleurs.

—

Chez beaucoup de femmes, l'imagination fait office du cœur et des sens.

—

Beaucoup de femmes prennent les élans de leur imagination pour les impulsions du cœur, et croient éprouver les transports de l'amour lorsqu'elles ne font que les rêver.

—

Il serait aussi difficile de fixer l'imagination des femmes que de fixer les modes.

—

Les femmes courent incessamment après l'idéal et poétisent l'inconnu, c'est pourquoi leurs déceptions sont nombreuses et amères.

—

Les femmes attirent par le plaisir, mais ne retiennent que par le refus.

—

Les femmes ne doivent jamais abuser des plaisirs, parce que cet abus est à l'esprit ce qu'une indigestion est à l'estomac. Aussi voit-on beaucoup de femmes du monde s'ennuyer d'être heureuses.

—

Il ne faut point toujours juger les femmes d'après leurs premiers pas dans la vie : telle a paru avoir l'âme vicieuse, qui n'avait qu'une imagination déréglée ou une faiblesse de caractère cédant au mauvais exemple

—

La femme la plus galante peut devenir, par ses seules réflexions ou par une circonstance fortuite, la femme la plus vertueuse, la plus fidèle.

—

L'exemple est la plus sûre, la meilleure des leçons; c'est pour cela que l'homme qui possède une femme aimable, aimante et bonne, doit toujours lui donner l'exemple des vertus.

—

L'éloge d'une femme par une autre femme cache souvent une perfidie.

—

.Les myrtes et les roses vont mieux au front des femmes qu'une couronne de lauriers.

—

La femme ne sert jamais plus mal ses intérêts que quand elle veut changer le rôle de son sexe.

—

L'homme qui n'est point l'ami des femmes donne une aussi triste idée de son esprit que de son cœur.

—

Les femmes se présentent sous tant d'aspects variés, qu'on ne doit pas s'étonner d'entendre divaguer les hommes sur leur compte.

—

L'étude de la femme est très-difficile à l'homme du monde, qui rarement vient à bout de la connaître ; les femmes, au contraire, n'ont pas besoin d'étudier l'homme : le plus souvent elles le devinent.

—

L'esprit religieux dégénère souvent, chez la

femme, en bigoterie, quelquefois en fanatisme ; alors c'est l'abrutissement de l'esprit.

—

La bigote est haineuse, méchante ; la fanatique est emportée, furibonde ; la vraie piété est calme, indulgente et discrète.

—

On rencontre des tigresses parmi les femmes fanatiques ; la raison dit de les fuir.

—

Une femme pieuse et éclairée aime Dieu et son mari ; une dévote n'aime que son confesseur ; une bigote aime son confesseur et ses amants.

—

Les femmes sont rarement incrédules sur le compte de leurs charmes.

—

La femme la plus sévère est favorablement disposée pour ceux qui font l'éloge de sa beauté.

—

Ce n'est presque jamais par les sens que faiblissent les femmes, car elles peuvent leur commander. Il n'en est pas de même des hommes ; c'est toujours par les sens qu'ils sont faibles.

—

La plupart des femmes succombent plutôt par faiblesse que par passion, d'où il résulte que les hommes les plus entreprenants et sans amour réussissent mieux que les hommes timides et véritablement amoureux.

—

Le grand ridicule des vieilles femmes qui ont été jolies, c'est d'oublier qu'elles ne le sont plus.

—

Les femmes remontent rarement aux causes, mais elles devinent les effets avec une étonnante sagacité ; c'est pour cela que les anciens leur accordaient l'esprit prophétique.

—

Le caprice est parfois un auxiliaire de la beauté. Une femme capricieuse ressemble à ces temps de giboulées pendant lesquels il pleut, grêle, vente et tonne à la fois; mais bientôt le ciel s'éclaircit, et l'on peut de nouveau en contempler le riant azur.

—

On a dit, peut-être avec raison, que les femmes ne s'aiment bien sincèrement entre elles que lorsqu'elles ont dit adieu à l'amour.

—

Si l'amitié des hommes se rompt par une femme, l'amitié des femmes se brise plus facilement par la présence d'un homme :

> Deux poules vivaient en paix ;
> Un coq survient et la guerre s'allume.

—

Chez la femme on doit rechercher l'amour à dix-huit ans, l'amitié à trente, et la bienveillance à quarante.

—

L'absence est l'époque de l'inconstance des femmes, le retour est l'époque des regrets

—

On veut généralement que la curiosité soit un des défauts de la femme; mais combien d'hommes y sont enclins !

—

La curiosité est le plus cruel antagoniste de la modestie.

—

L'homme est peut-être encore plus que la femme un mélange de vertus et de vices, de force et de faiblesse, de talents et d'ignorance, d'orgueil et de modestie, de grandeur et de bassesse.

—

La générosité de l'homme n'est souvent qu'une ambition déguisée, laissant de côté de petits intérêts pour de plus grands, tandis que la générosité de la femme est toujours désintéressée.

—

La femme est généralement bienfaisante, parce qu'elle tire de son cœur les vertus que l'homme n'obtient que de la philosophie.

—

La bienfaisance est, pour les hommes, un devoir; pour les femmes, elle est un besoin. La
bienfaisance des premiers assiste, celle des
femmes assiste et console.

—

L'homme est bienfaisant par raison, la femme
est bienfaisante par instinct.

—

Le mariage est pour les femmes le complément
de la vie. Chez la plupart des nations, la femme
mariée est honorée, la vieille fille est mal regardée. La première commande le respect, la seconde n'inspire que pitié. (Voyez la *Philosophie
du Mariage* (1).

—

La bonne mère est l'honneur de son sexe, l'idole de sa famille, l'objet des plus doux égards.
— La mauvaise mère était figurée, chez les anciens, par le génie du mal.

—

(1) *Philosophie du Mariage*, intéressant ouvrage qui devrait
être lu de toutes les personnes mariées, parce qu'il est le Code
du bonheur conjugal.

Pour être heureuses en mariage, les femmes devraient enfermer leurs maris dans des cages et non les retenir avec des filets.

—

Une femme ne saurait posséder d'art plus agréable que l'art de plaire à son mari par des occupations utiles.

—

La jeune fille doit se défier de son cœur, et mieux écouter la raison ; car c'est le cœur qui aime lorsque la raison défend d'aimer.

—

CHAPITRE V.

SECTION PREMIÈRE.

DE LA COQUETTERIE.

La coquetterie est un art qui a ses éléments, ses progrès et sa perfection. Il y a manière de marcher, de parler, de chanter, de soupirer, de sourire, de bouder, de diriger ses regards, de placer un ruban, de poser une aigrette, de mettre un chapeau, d'arranger ses cheveux, de donner de la grâce aux plis d'une écharpe, d'une draperie, enfin, d'imprimer un attrait aux moindres mouvements.

La coquette est tantôt froide, réservée, tantôt expansive, sémillante ; aujourd'hui elle feint de bouder, et demain de vous aimer à la folie. Toujours maîtresse de son cœur, elle résiste à toutes les attaques et ne se rend jamais : elle vous attire, vous séduit, vous enchante, et vous retient malgré vous dans ses filets. On peut comparer le manége de la coquette, à un feu d'artifice, qui commence par une étincelle, devient étoile, gerbe, et finit par de la fumée.

—

Le poëte Dufresny a fait l'apologie d'une aimable coquette, dans les vers suivants :

Par coquette, j'entends une fille très-sage,
Qui du faible d'autrui sait tirer avantage,
Qui, toujours de sang-froid au milieu du danger,
Profite du moment qu'elle a su ménager,
Et sauve sa raison où nous perdons la nôtre.
Une coquette est sage, et plus sage qu'une autre,
Puisqu'étant exposée elle a plus combattu.
On ne peut le nier, la plus forte vertu
Est celle qui soutient l'épreuve la plus rude :
La coquette a des droits bien plus beaux que la prude ;
Le beau droit que celui de faire des heureux !
Une prude, en sa vie, épouse un homme ou deux ;
Mais la coquette habile, en n'épousant personne,
Flatte, fait espérer, promet, jamais ne donne ;
Et, laissant à chacun l'amour et ses désirs,
Par sa sagesse enfin fait durer les plaisirs.

—

La nature ébauche les coquettes, et l'art les achève.

La coquetterie n'est que le fard du sentiment.

—

La coquetterie est une espèce de féodalité qui a ses vassaux, dont elle exige soumission, foi et hommage.

—

Bien des femmes ne sont coquettes que parce qu'elles n'ont pu être sensibles.

—

Les plus habiles politiques ne possèdent pas la moitié des ruses d'une coquette.

—

La coquetterie sauve les femmes des grandes passions.

—

La femme coquette veut plaire quand même ; la femme galante veut séduire ; la femme du monde veut briller.

—

Une coquette délaissée est plus humiliée qu'affligée.

—

Semblable à une énigme, la femme coquette cesse de plaire quand on l'a devinée.

—

Considérées en masse, les femmes conduisent le monde. Cependant, il faut le dire, l'homme échappe souvent au pouvoir individuel des femmes, non par sa raison, mais bien par leurs défauts ; ainsi, une coquetterie outrée refroidit l'homme le plus passionné et finit par le guérir de sa fièvre d'amour.

—

La coquetterie est, à Paris, comme les jeux de hasard : l'on y gagne ou l'on y perd en proportion des fonds qu'on y risque.

—

Madame de Sommery disait qu'il n'y avait rien de bon à attendre d'une coquette ; et La Rochefoucauld répétait que le moindre défaut d'une coquette était d'être coquette. Cependant, nous croyons qu'un petit grain de coquetterie, mais de cette coquetterie de bon goût, ne sied point mal à une jeune femme.

—

Une femme sage est attentive à sa conduite, à sa maison, à ses devoirs ; une coquette n'est attentive qu'à son miroir, qu'à sa toilette.

—

Ce désir de plaire à tous et de plaire plus que les autres ; ce silence du cœur, ce dérèglement de l'esprit, ce mensonge continuel appelé *coquetterie*, se rencontre, en général, chez les femmes oisives et qui n'ont rien de sérieux dans la tête. Ce défaut, étendu et fortifié par la pauvre éducation donnée aux filles, ne peut être détruit que par un effort de raison ou une grande chaleur de sentiment.

SECTION II.

CAPRICES. — DÉSIRS.

Les jolies femmes sont capricieuses ; cette épithète est loin de s'appliquer à toutes, et, cependant, elle est restée proverbiale.

—

Il est des femmes qui plaisent plus par leurs caprices que par leur beauté.

—

On obtient plus souvent du caprice que de l'amour.

—

Les caprices des femmes ressemblent à des feux follets, qui se montrent et disparaissent promptement.

—

Le caprice réveille l'amour et refroidit l'amitié.

—

Les désirs et l'espérance sont deux vertus nécessaires à la traversée de la vie.

—

Plus on sème des désirs, moins on récolte de bonheur.

SECTION III.

BONHEUR. — PLAISIRS. — AMITIÉ.

Le bonheur est une ombre après laquelle courent tous les mortels.

—

Le bonheur est moins dans les richesses que dans le calme du cœur et dans la santé.

—

Le vrai bonheur existe dans l'amour partagé et soutenu par l'estime.

—

Le plaisir est le bonheur localisé.

—

Chaque âge de la vie a ses plaisirs, de même que chaque saison a ses fleurs. L'inappétence au

plaisir est un symptôme d'indifférence, et l'indifférence est un signe de maladie ou de satiété.

—

Parmi les plaisirs, il ne faut choisir que ceux
qui vous sont utiles et qui ne peuvent nuire à
personne.

—

Les plaisirs sont comme les aliments, plus ils
sont simples et moins on s'en dégoûte.

—

Le plaisir est une fleur délicate, qui demande à
être délicatement cueillie.

—

La privation est l'excitant du plaisir.

—

Les plaisirs du cœur sont plus durables que
ceux des sens.

—

L'excès tue le plaisir: la modération, au contraire, en prolonge la durée.

—

L'amitié est le mariage de deux cœurs, mais ce mariage est sujet au divorce.

—

La fortune nous procure de faux amis, et l'adversité nous en délivre.

—

La mauvaise fortune est la pierre de touche de l'amitié.

—

Les vrais amis peuvent être comparés à des creusets à l'épreuve. Les faux amis ressemblent à l'ombre que la flèche projette sur un cadran : cette ombre arrive avec le soleil et disparaît avec lui.

SECTION IV.

GRACES.

Nous revenons encore une fois sur les grâces,

parce que les grâces sont à la femme ce que le parfum est à la fleur; parce qu'il n'est de parures qui puissent leur être comparées; parce qu'enfin elles gazent les imperfections du corps et font, bien souvent, oublier la laideur.

—

Les anciens poëtes grecs avaient personnifié les grâces; ils les nommaient : *Aglaé* (beauté brillante), *Euphrosine* (beauté tendre), *Thalie* (beauté vive et légère). Toujours jeunes et riantes, simples et modestes, les trois Grâces se tenaient par la main et ne se quittaient jamais.

—

Les grâces peuvent se rencontrer dans toutes les manifestations de la vie physique et morale; car l'esprit possède ses grâces aussi bien que le corps. Il y a une grâce attachée à chaque trait, à chaque mouvement, à chaque expression, et ce sont ces grâces isolées ou réunies qui répandent tant de charmes sur sa personne. Si les Françaises, sans être les plus belles, l'emportent sur les autres femmes du monde, c'est parce qu'elles sont les plus gracieuses. C'est surtout à Paris que les grâces se montrent entourées de toutes les séductions. Dans le langage, le regard, le sourire ; dans la démarche, les poses, les attitudes et tous les mouvements ; dans la manière de porter un chapeau, une parure, de tenir un éventail, un bouquet ; enfin jusque dans l'inconstance et la moquerie, dans la ruse et l'artifice, dans l'abandon et les larmes, dans la résistance ou la chute, la Parisienne met une grâce qu'on ne rencontre nulle part.

—

La grâce est pour la femme une parure naturelle, et cette parure est si attrayante qu'elle n'en aurait pas besoin d'autres pour conquérir tous les cœurs.

—

Les grâces accompagnent la femme dans les différents âges de la vie : Les grâces de l'enfance sont dans la gentillesse ; — à seize ans dans la timidité, la pudeur ; — à vingt ans, les grâces se multiplient, prennent mille formes, offrent mille séductions ; — un peu plus tard, les grâces deviennent habitude et rendent le commerce des femmes aussi doux qu'agréable ; — Les grâces de l'âge mûr sont plus réservées, parce qu'alors la femme a des devoirs à remplir, des droits à défendre ; — enfin, jusque sous les rides de la vieillesse, on découvre encore quelques débris des grâces d'autrefois.

—

Quoique les grâces soient un don de la matière, nous pensons, néanmoins, qu'elles peuvent s'acquérir au contact prolongé des personnes gracieuses, de même qu'on acquiert de bonnes ou de mauvaises habitudes. Nous conseillons donc aux personnes affligées de rudesse, d'âpreté dans le langage ou les manières, de fréquenter les sociétés où brillent les grâces du corps et de l'esprit.

CHAPITRE VI.

DE LA BEAUTÉ.

La beauté étendit, de tous temps et sur tous les mortels, son doux empire. Les poëtes la firent descendre des cieux et la divinisèrent. Aujourd'hui, comme autrefois, la beauté triomphe des plus austères, enflamme les plus indifférents ; elle range également sous ses lois le sage et le fou, le puissant et le faible. De toutes les qualités de la femme, c'est la plus éclatante, mais aussi la plus fragile. En face de la beauté, le sage oublie la sagesse, l'être le plus féroce s'amollit, et le plus orgueilleux s'humilie. Achille laissa tomber sa fureur aux pieds de Polyxène, et le grand Condé oubliait sa gloire aux genoux de Ninon de Lenclos.

La beauté, pour les femmes, est un don précieux de la nature ; celles qui la possèdent s'en applaudissent et ont raison de la cultiver ; celles qui en sont privées s'en attristent, la convoitent et ont raison de chercher à atténuer leurs imperfections par tous les moyens possibles (1).

—

Les prétendus sages qui insinuent que la beauté physique est une bagatelle à laquelle on ne doit point prêter attention, ressemblent à ces prédicateurs qui, au sortir d'une table plantureuse, prêchent l'abstinence et le mépris des biens de la terre. Pour nous, la beauté est une vertu extérieure comme la vertu est une beauté intérieure.

—

La beauté de la femme est au genre humain ce que le soleil est à la nature. La beauté est la fleur du printemps de la vie ; son éclat éblouit, ses parfums enivrent, mais elle se fane au souffle des passions et s'effeuille sous les doigts du temps.

—

(1) Voyez l'ouvrage intitulé : *Hygiène et Perfectionnement de la Beauté humaine, spécialement chez la femme.*

Pour conserver la beauté, il faut fuir les excès en tous genres et mener une vie régulière.

—

Le plus vaste empire a ses bornes, celui de la beauté n'en reconnaît aucune.

—

Les grâces, chez la femme, sont le nerf de la beauté ; nul ne saurait résister à la beauté relevée par les grâces.

—

Quelque indécis que l'on soit sur les attraits d'une femme, la moindre petite cornette suffit pour trancher la difficulté en sa faveur.

—

Beaucoup de femmes se font illusion sur leur beauté.

—

Les femmes qui se piquent d'avoir la taille fine et qui, pour y parvenir, se serrent à étouffer dans un étroit corset, font preuve de peu d'esprit ; car, outre qu'elles ruinent leur santé, elles gâtent la belle nature en se coupant en deux comme une guêpe; ce qui choque la vue et attriste les personnes sensées (1).

—

Si la beauté, chez la femme, a l'avantage d'attirer les hommages et l'encens d'une foule d'adorateurs, elle a aussi le désavantage d'être enviée; et, pour peu qu'une femme se prévale d'être belle, les autres femmes se déchaînent contre elle et la déchirent à belles dents.

Une malheureuse histoire est sitôt tissue; la médisance et la jalousie l'acceptent avec tant d'empressement, qu'une belle doit toujours craindre d'y donner sujet; aussi ne saurait-elle trop éviter les occasions d'humilier les autres femmes par les préférences que lui attire sa beauté.

—

La beauté a un droit naturel de commander aux hommes, tandis que la valeur n'a qu'un droit acquis par la force.

—

(1) Voyez l'*Hygiène de la Poitrine et de la Taille*, utile ouvrage où se trouve un chapitre entièrement consacré aux inconvénients du corset, que la mode impose aujourd'hui, et aux moyens d'y remédier par un *corset hygiénique* approuvé des médecins. — Chez Dentu, libraire, à Paris.

La beauté adoucit les cœurs les plus durs, les caractères les plus féroces ; fait descendre à l'humilité les hommes les plus fiers, les plus orgueilleux, et opère chaque jour de prodigieuses métamorphoses.

—

Achille, Pyrrhus, Thémistocle, oubliaient leurs grands noms et leur gloire aux genoux d'une femme.

—

Hercule filait aux pieds d'Omphale.

—

Alexandre, César, Auguste, Antoine, Sévère, Théodore, David, Salomon, etc., etc., furent tributaires de la beauté.

—

Annibal, en dépit de sa haine contre les Romains, succomba sous les charmes d'une fille de Capoue.

—

Attila, ce tigre altéré de sang, devenait plus doux qu'un agneau devant une jeune prisonnière qu'il adorait.

Alaric, roi des Goths, vainqueur de l'Europe, fut vaincu lui-même par la beauté de Pinthia, et, pour lui complaire, il s'abaissait à nettoyer ses souliers.

—

Il est une foule d'exemples semblables que nous pourrions citer ; mais il nous suffira de dire avec le poëte Ducis :

O femmes ! quel pouvoir vous fut donné sur nous !
Nous naissons vos amants, nous mourons vos époux ;
Nous prenons, enchantés d'un regard, d'une larme,
Le bonheur dans vos yeux, des lois à vos genoux ;
Notre unique pensée est d'être auprès de vous,
C'est notre premier vœu, c'est notre dernier charme.

Compulsez l'histoire, partout vous verrez les grands hommes, les princes et les rois, subir l'influence de la beauté. Oh ! si les femmes savaient employer utilement les armes de leur beauté, si elles s'en servaient pour diriger les hommes vers la moralité, il y aurait sur terre moins de vices, plus de vertus, et les femmes seraient plus heureuses.

—

Cet empire des femmes sur les hommes, cet

ascendant de la beauté sur la force, ne se mani-feste pas toujours par des résultats analogues. Quoique aujourd'hui l'amant ne porte plus les couleurs de la dame de ses pensées, comme aux temps de la chevalerie, il porte encore ses chaî-nes, il est toujours l'esclave de ses caprices. Les révolutions se succèdent chez les nations, nulle n'est à l'abri des secousses politiques ; mais l'empire de la beauté reste toujours debout au milieu des ruines, et ne change jamais que la forme de son influence.

—

La beauté naturelle, parée de son innocence et de sa candeur, ignore sa puissance, et, sans le savoir, s'attire hommages, amour et respect. Semblable à cette fleur nouvelle dont le velouté n'a essuyé aucun dommage, dont la fraîcheur et le coloris ne tiennent rien de l'art, telle est la beauté de cette jeune fille au matin de la vie. Mais, lorsque l'âge ou les abus ont porté atteinte à la fraîcheur du teint, à la blancheur, au poli de la peau, alors il faut avoir recours à l'art pour arrêter et réparer les ravages ; malheureusement pour les femmes, la *cosmétique* ou art d'embellir, abandonnée à tort des médecins, est tombée dans le domaine de la parfumerie. Or, si nous avons un conseil à donner aux dames, c'est celui d'être complétement incrédules à l'action merveilleuse des produits que prône, chaque jour, le charlatanisme, pour blanchir les peaux jaunes, effacer les rides, rendre la fraîcheur aux visages fanés, embellir les laides, rajeunir les vieilles, etc., etc. Non-seulement tous ces produits sont stériles, mais il s'en trouve parmi eux qui peuvent être très-défavorables à la beauté, et même très-dangereux pour la santé. Voyez, à ce sujet, le chapitre de l'*Hygiène du visage et de la peau*, qui traite de la cosmétique (1).

—

Un poëte a dit ·

Une femme, sans doute, à des traits de sagesse
  Peut réunir les traits de la beauté,
    Et, dans ce point d'égalité,
Elle inspire à la fois et vertus et tendresse.
    Mais, de peur qu'aux regards de tous
    Ce mérite ne se confonde,
Qu'elle soit seulement Vénus pour son époux
    Et Minerve pour tout le monde.

—

(1) *Hygiène médicale du Visage et de la Peau*, 3ᵉ édition. — Chez Dentu, libraire, Palais-Royal.

COMPARAISONS :

FEMME VERTUEUSE . . *sensitive.*

FEMME SAGE . . . . . *Minerve.*

FEMME COQUETTE. . . *caméléon.*

FEMME A LA MODE. . . *feu d'artifice.*

FEMME CAPRICIEUSE. . *giboulées de mars.*

FEMME INNOCENTE. . . *diamant non taillé.*

FEMME VICIEUSE . . . *soulier qui blesse.*

FEMME RICHE. . . . . *terre grasse qu'on achète.*

FEMME PAUVRE. . . . *terrain pierreux qu'on évite.*

FEMME DOUCE. . . . . *agneau.*

FEMME MÉCHANTE. . . *ortie.*

FEMME INCONSTANTE. . *papillon éphémère.*

FEMME LÉGÈRE. . . . *muguet.*

FEMME ÉLÉGANTE. . . *oiseau de paradis.*

FEMME HYPOCRITE . . *fruit véreux.*

FEMME CURIEUSE . . . *chatte.*

FEMME INDISCRÈTE . . *clochette.*

FEMME AIMANTE . . . *lierre grimpant.*

FEMME PRODIGUE . . . *panier percé.*

FEMME ÉCONOME, PRÉ-
VOYANTE. . . . . . *fourmi.*

FEMME GOURMANDE . . *chatte, enfant gâté.*

FEMME AIMABLE ET
    D'ESPRIT. . . . . . *parterre émaillé.*
FEMME DÉSAGRÉABLE.. *jours pluvieux.*
FEMME MODESTE . . . *violette.*
FEMME ORGUEILLEUSE. *laurier-rose.*
FEMME VAINE. . . . . *dindon faisant la roue.*

On pourrait prolonger ces comparaisons en les adaptant à chaque nuance d'esprit, de caractère et de mœurs ; le lecteur y suppléera.

—

En général, les affections des hommes dépendent de leur caractère, tandis que le caractère des femmes dépend de leurs affections.

—

Les femmes et les rois ont cela de commun, qu'ils accordent leurs faveurs, non à ceux qui les méritent le mieux, qui en sont les plus dignes, mais à ceux qui les recherchent davantage ; d'où il arrive que les uns et les autres sont si souvent trompés.

CHAPITRE VII.

DE L'AMOUR.

L'AMOUR ! à ce nom, tous les cœurs battent, tous les seins palpitent ; c'est qu'en effet, l'amour est ce doux sentiment, cette irrésistible attraction qui porte l'homme vers la femme. La nature a voulu que l'amour fût un des instincts de l'organisation humaine pour assurer la perpétuation de l'espèce.

L'amour, c'est l'ardente étincelle qui allume la vie ; l'indifférence, c'est le souffle glacé qui précède la mort.

O amour ! ton culte est dans tous les cœurs, dans toutes les âmes.

Les arts consacrent tes miracles et même tes erreurs ; pour toi le marbre s'anime et la toile respire ; les théâtres retentissent de tes louanges ;

la musique entraîne mollement les humains au pied de ton trône; la poésie enflamme l'imagination et berce l'esprit au milieu des plaisirs que tu promets. Oui, tout se fait dans le monde pour l'amour ou par l'amour.

Est-il plus doux d'aimer que d'être aimé? *Aimer*, c'est la force active qui rayonne du cœur sur les sens; *être aimé*, c'est comme un enivrant parfum qui émane d'autrui et vous inonde.

Les sens ne suffisent pas au véritable amour; il lui faut encore le cœur et l'âme.

L'amour est grossier sans l'union des âmes, mais il est stérile sans la participation des sens; l'amour purement platonique doit être relégué dans le monde des chimères, car la dualité humaine, âme et corps, doit avoir deux impulsions, l'attrait physique et l'attrait moral. Ceux qui ont déclamé contre cet amour, qui ont cherché à dénaturer un sentiment sans lequel l'humanité est impossible, ne sauraient être que des fanatiques, c'est-à-dire des extravagants, des fous! Il n'y a que des fanatiques, a dit Haller, qui aient pu imaginer de détruire l'amour; il faut mépriser ces apôtres du néant ou les prendre en pitié. Le moraliste, ignorant en politique, est un être dangereux dans un État, parce qu'en insinuant des idées contraires à la nature dans l'esprit des peuples, il peut rendre les hommes stupides et féroces. Méprisons donc ces apôtres du néant qui osent déclamer contre ce qu'il y a de plus saint sur la terre. L'amour a produit de tout temps et produit chaque jour plus de nobles actions, plus d'actes de dévouement que les autres passions. Platon disait : L'amour entreprend de grandes choses, il nous conduit dans le sentier de la vertu et ne souffre en nous aucune faiblesse.

> Si l'amour fait souvent le malheur de la vie,
> Si les jeunes mortels qui composent sa cour
> Sont plongés dans l'erreur, sont atteints de folie,
> La faute est aux amants et jamais à l'amour.

L'amour est, de toutes les passions, celle que les femmes éprouvent et expriment le plus vivement ; il fait le charme de leur vie, il est l'âme de leurs pensées et l'idole de leur cœur. La femme s'enflamme plus rapidement, et peut-être aime-t-elle mieux et plus longtemps.

Dominée par la pudeur et l'opinion publique, la femme nourrit son amour en silence ; les craintes, les alarmes, les obstacles, en attisent le feu et le rendent toujours plus ardent.

Chez l'homme, il y a plus d'audace ; c'est ordinairement lui qui fait sa déclaration. Chez la femme, il y a plus de timidité ; elle baisse les yeux, et son silence est un aveu.

Ce contraste, tout à l'avantage des femmes, leur vaut le doux empire des cœurs, dans lequel un signe est une loi, un geste est un ordre ; un regard, un sourire, sont une récompense pour l'homme véritablement aimant.

C'est dans ce sens qu'un poëte a dit aux femmes :

> Si l'ordre du destin vous mit sous notre empire,
> Belles, consolez-vous :
> Un seul de vos regards, une larme, un sourire,
> Vous font régner sur nous.

La femme doit bien étudier l'homme avant de lui donner son cœur, car il est incontestable que le plus grand nombre, parmi les hommes, aiment l'amour et non l'amante. Lorsqu'on a été assez heureuse pour faire un bon choix, quand on a donné son amour à un être qui en est digne, on peut aimer avec confiance ; l'amour est alors un délicieux parterre embaumé de mille fleurs. Mais, si l'on a eu le malheur de faire un mauvais choix, ou bien encore, si l'on aime sans espoir d'un amour partagé, on doit écouter les conseils de la sagesse, et chercher, par tous les moyens possibles, à éteindre un feu qui tristement vous consume. On évite la présence de l'objet aimé, on calme l'imagination, on se lance dans les distractions du monde, on va chercher ailleurs un cœur, une âme qui puissent vous comprendre, vous faire oublier les jours humides de larmes et sombres de chagrins. La lutte entre l'amour et la raison est quelquefois longue et indécise ; mais on finit enfin par triompher. Le calme succède à la tourmente ; l'équilibre se rétablit enfin au physique et au moral

—

Un point essentiel pour la femme est de bien placer son amour. Il est des hommes dont le physique est très-peu engageant, mais dont le cœur est tendre, l'esprit réfléchi. Ils scrutent la femme avant de l'aimer ; ils supputent les avantages et inconvénients d'une affection bien ou mal placée ; ils sont très-difficiles à se décider... Une fois leur détermination prise, ils se marient et font d'excellents époux. Pour peu qu'ils soient aimés, ils redoublent d'attention et de soins envers leurs femmes et aucun sacrifice ne leur coûte.

Il existe, au contraire, d'autres hommes au physique agréable, au cœur prompt à s'enflammer, aux désirs impétueux, qui aiment jusqu'à l'adoration et renverseraient le monde pour posséder l'objet adoré. L'amour de ces hommes-là est un violent incendie qui dévore, s'éteint rapidement et ne laisse que des cendres. Point de délicatesse dans l'abandon, aucun souvenir du passé; c'est la passion brutale qui, une fois satisfaite, va chercher ailleurs. Malheur à la pauvre femme qui se laisse prendre aux transports d'un tel amour !

On a dit et répété bien des fois que la vie de la femme se divisait en trois époques distinctes :

Dans la première elle rêve l'amour ;

Dans la seconde elle le goûte,

Et la troisième se passe à le regretter.

Donc, l'amour absorbe sa vie entière. Lorsqu'elle arrive à la troisième phase, elle croit se réveiller d'un doux rêve et doute encore si ce tendre amour, qui a caressé sa jeunesse, s'est enfui de son cœur.

La première phase est la poésie de l'amour pur; c'est l'élan d'une âme sensible qui en recherche une autre pour se fondre en elle et n'en former qu'une seule.

La deuxième phase est remplie par le plaisir physique et moral que procure l'amour; c'est l'époque du mariage, qui doit légitimer le plaisir; car tout être y est instinctivement poussé par la nature. Le célibat, aux yeux du philosophe, est une disgrâce, une infirmité ou un mensonge.

Dans la troisième phase, l'amour change de forme; ses feux sont éteints, mais ses cendres conservent de la chaleur. Alors il se manifeste par une amitié constante, par les sentiments affectueux, par une grâce, une délicatesse dans les relations amicales que l'homme ne saurait atteindre. Dans les yeux de la femme, dans son sourire et son langage, on aperçoit encore un reste d'amour.

———

Le véritable rôle de la femme est de plaire et de se faire aimer ; les hommes qui ne les aiment pas ont encore plus tort que ceux qui les aiment trop.

———

Qu'est-ce que l'amour? une fièvre éphémère, brûlante à son début, enivrante pendant son paroxysme et très-faible à son déclin.

———

L'amour est à dix-huit ans un sentiment vrai, une passion, un rêve délicieux ; à trente ans c'est un culte sans croyance ; à quarante ans une habitude, et à cinquante une distraction.

—

L'amour est à la jeunesse ce que le printemps est aux fleurs.

—

L'amour, considéré comme besoin, comme appétit physique, ne peut se nourrir longtemps de sa propre substance ; il commence par tout absorber et meurt ensuite faute d'aliment.

—

L'amour de ceux qui aiment sans être payés de retour, est un amour véritable.

—

L'amour ne s'occupe que du présent, il cherche le plaisir actuel, oublie les maux passés, et n'en prévoit point dans l'avenir.

—

En amour, une femme fait abnégation d'elle-même pour celui qu'elle aime; elle consomme des sacrifices devant lesquels l'homme reculerait bientôt.

—

L'homme aime moins profondément que la femme; celle-ci n'aime qu'une fois, tandis que l'homme compte toujours plusieurs amours.

—

Aimer, c'est remplir tous les instants de la vie, car la pensée est toujours active chez celui ou celle dont le cœur s'est fait comprendre d'un autre cœur.

—

L'imagination entre pour beaucoup dans l'amour; elle donne du trait aux mots les plus indifférents; elle prête au cœur tous les sentiments dont elle a l'intelligence. Les amants sentent avec leur imagination, les époux apprécient avec leur jugement.

—

Avec l'amour il n'est point de contrée déserte, point d'habitations vides, point de saisons tristes, point de jours nébuleux, point d'instants perdus.

—

Celui qui aime une femme aimable, sensible et douce, goûte ce que la vie peut offrir de plus délicieux.

—

La femme cherche à cacher son amour aux yeux de tous, tandis que la plupart des hommes sont fort indiscrets sur ce point.

—

L'amour est la plus impérieuse, la plus vive des passions humaines ; mais, en revanche, c'est la moins durable.

—

On ne connaît jamais aussi bien l'amour que lorsqu'on en ressent les peines.

—

Les lettres sont d'un grand soulagement en

amour ; il semble qu'on y dépose le fardeau de ses peines. Lorsque la plume écrit des menaces, le cœur les dément.

—

L'amour est à la vie ce que le soleil est au jour.

—

L'amour ressemble à la lune : il a ses phases de croissance et de décroissance.

—

L'amour sans crainte et sans désirs est un amour sans flamme.

—

Il est aussi absurde de dire, pendant la lune d'amour, qu'on aimera toujours, qu'il le serait de dire qu'on se portera toujours bien.

—

Pourquoi est-il plus blâmable à un sexe qu'à l'autre de succomber à l'amour? S'il est vrai que les femmes soient plus faibles que les hommes, leurs chutes devraient être plus excusables.

—

La galanterie est à l'amour ce que la politesse est aux qualités sociales.

—

La femme la plus honnête est favorablement disposée pour ceux qui la trouvent belle et qui l'aiment; la dévote pour ceux qu'elle induit en tentation.

—

Gardez-vous bien de l'amour, lorsque l'objet aimé n'en est point digne.

—

Un des plus grands malheurs de l'amour, c'est de survivre à l'estime.

—

L'amour devrait finir où l'infidélité commence. De toutes les passions, celle qui plaît le plus aux femmes c'est l'amour ; mais c'est aussi celle qui cause le plus de ravages.

—

Ainsi que pour séparer l'alliage de deux métaux il faut l'intervention d'un troisième métal qui ait plus d'affinité pour l'un des deux premiers ; de même, en amour, il y a rupture lorsqu'un autre objet a attiré vers lui un des deux amants.

—

La durée de nos passions ne dépend pas plus de nous que la durée de notre vie.

—

S'il n'était point décidé que les femmes aimassent plus sérieusement que les hommes, il est incontesté qu'elles savent mieux aimer.

—

L'homme cesse généralement d'aimer lorsqu'il a obtenu ce qu'il désirait ; la femme, au contraire sent redoubler son affection pour celui à qui elle a accordé quelque faveur.

—

Dans tous les cas, la femme cède plutôt à l'amour qu'à l'argent; c'est le contraire chez l'homme.

—

La femme qui fait payer l'amour, vend ce qu'elle ne possède pas; c'est un vol qui rapporte encore plus de mépris que d'argent.

—

Deux passions triomphent de l'amour : l'ambition chez les hommes et la coquetterie chez les femmes.

—

Un cœur où l'ambition se loge n'a plus de place pour l'amour, parce que l'ambition en chasse l'amour comme un obstacle, ou s'en sert comme d'un moyen.

—

L'être indifférent, glacé, qui ne s'est jamais épanoui aux rayons de l'amour, est une bûche recouverte de l'enveloppe humaine.

—

La puissance de la vie se manifeste par l'amour ; l'indifférence en annonce la décadence.

—

La femme est égale à l'homme par l'intelligence ; mais elle en diffère par le cœur et le surpasse par l'amour.

—

L'homme sincèrement aimé d'une femme n'a point de meilleur ami, comme aussi il n'a point de plus cruel ennemi lorsqu'il en est détesté.

—

Quand l'amour est vainqueur, — nous parlons du véritable amour, — il hérite des forces que lui a opposées la pudeur.

—

L'amour est pour les femmes ce que l'eau est

pour les fleurs; la fleur privée d'eau se dessèche, la femme privée d'amour languit et s'étiole.

—

Il est impossible d'aimer une seconde fois ce qu'on a véritablement cessé d'aimer.

—

On aime d'ordinaire les jolies femmes par inclination, les laides par intérêt, et les vertueuses par raison.

—

La femme devrait juger de la pureté de l'amour par le degré des vertus de l'homme. Dans un amour délicat, les sens sont traités en valet, le sentiment seul est le maître.

—

L'amour est l'histoire de la vie des femmes, c'est seulement un épisode dans celle des hommes. Réputation, honneur, estime, sérénité, tout dépend de la conduite qu'ont tenue les femmes; tandis que l'opinion injuste absout l'homme de ses méfaits en amour.

—

L'amour des hommes s'affaiblit dès qu'ils ont atteint le but, celui des femmes acquiert une force nouvelle.

—

Dans le commerce de l'amour, les hommes ont l'habitude des beaux discours ; les femmes, des demi-mots. Cela tient à ce que les hommes veulent persuader, et les femmes refuser.

—

L'homme oublie ordinairement ses premières amours ; la femme jamais.

—

Chez l'homme privé d'éducation, l'amour est grossier ; chez la femme, au contraire, il épure les sentiments, élève l'âme et anoblit les manières.

—

L'amour produit dans les deux sexes des effets opposés : chez l'homme, l'agitation ; chez la femme, la concentration, la rêverie.

—

Entre l'amour de l'homme et celui de la femme, il existe cette différence : l'un n'ambitionne que la possession, il est égoïste ; l'autre, au contraire, puise une nouvelle ardeur dans le bonheur qu'elle donne.

—

Dans l'amour, on distingue deux côtés : à l'un se reporte le plaisir sensuel, à l'autre les voluptés de l'âme. Les hommes grossiers ne distinguent que le côté sensuel ; les cœurs sensibles le côté sentimental.

L'amour offre mille nuances, selon les tempéraments, les nations et les climats :

Chez le sanguin, l'amour est léger, superficiel, exempt de jalousie, de haines et de vengeance ; il est aimable, mais volage et bien souvent indiscret.

Chez le bilieux, l'amour est une fièvre ardente sujette à de violents paroxysmes. S'il est discret et sincère, il est aussi emporté, jaloux et despote. Son existence est semée d'orages ; il laisse au cœur de profondes cicatrices.

L'amour du lymphatique est doux, tranquille, uniforme dans sa marche. Il est étranger à ces brûlantes ivresses qui dévorent la vie ; rarement la jalousie vient troubler le calme des sens et la sérénité de l'âme. Cet amour ressemble beaucoup à l'onde paisible qui s'écoule lentement sans ride à la surface.

Chez les Français, l'amour est vaniteux; ils aiment qu'on admire la femme objet de leur choix; ils se ruineraient en un luxe de bijoux et de toilette pour la rendre plus belle; ils sont glorieux de la sensation que produit la femme qu'ils tiennent au bras, et plus l'admiration est générale, plus leur amour-propre est flatté. C'est là un des côtés puérils du caractère français.

Les Anglais ne voient dans la jeune fille qu'ils aiment que leur épouse future; ils exigent la femme pour eux seuls et fuient les occasions de la produire en public. Ils veulent une mère de famille et non une femme qui se complaît dans la dissipation des sociétés et l'admiration des hommes; en cela, ils sont sérieux et parfaitement logiques.

Les Espagnols se nourrissent et s'exaltent des refus qu'on prodigue à leur amour; ils soupirent sous le balcon de la belle en attendant l'heure de la décision.

Les Italiens sont avides d'amour; ils en épuisent les plaisirs sans songer à la réserve, et ont, en cela, un point de contact avec beaucoup de Français.

Les Allemands connaissent mieux l'amour en théorie qu'en pratique ; leurs manifestations amoureuses sont peu sensibles à l'extérieur ; ils les concentrent à l'intérieur, et n'en sont pas moins amants sincères et bons époux.

Chez les Orientaux, l'amour est un appétit ; ils achètent et revendent les femmes comme on le fait des meubles ; l'amour, dépouillé de toute poésie, n'existe, pour eux, qu'au moment du contact.

—

En résumé, l'amour est le foyer de la vie ; c'est la condition d'existence indispensable des deux règnes, animal et végétal. Lorsque l'amour abandonnera notre planète, la vie cessera : alors, plus de voix mélodieuses, plus de bourdonnements d'insectes, plus de fleurs et de parfums ; alors il n'y aura plus qu'un seul règne sur la terre, celui de la glace et des rochers.

> Ame de la nature entière,
> Amour, puissant amour ! qui pourrait te braver ?
> Qui de tes traits vainqueurs saurait se préserver ?
> Sous l'humble toit de la chaumière,
> Sous les lambris dorés où sommeillent les rois,
> Tu fais également reconnaître ta voix.
> Les oiseaux, les poissons, la brute, le reptile,
> Sous ton joug attrayant, courbent un front docile ;

L'insecte imperceptible aux yeux,
Le cèdre qui s'élance aux cieux,
Les fleurs, les plantes les plus frêles ;
Enfin, tout ce qui vit en ce vaste univers,
Depuis le firmament jusques au fond des mers,
Amour ! tout est soumis à tes lois éternelles !

CHAPITRE VIII.

La prodigieuse quantité d'ouvrages, tant anciens que modernes, en faveur de la femme, et le petit nombre d'écrivains qui se sont faits ses détracteurs, prouve d'une manière authentique le rôle important que jouent les femmes dans les sociétés. Chez les Grecs : Socrate, Platon, Épicure, Aristippe, Hypéride, etc., ont disserté sur les bonnes qualités de la femme. Chez les Romains : Sénèque, Cicéron, Virgile, Ovide, Tibulle, Properce, Catulle, etc., en ont parlé avec avantage.

Valère Maxime, qui écrivait du temps de Tibère, a loué, en plusieurs endroits de son ouvrage, les dames romaines.

Plutarque, ce grand panégyriste des hommes

célèbres de l'antiquité, n'oublia point les femmes ;
il composa spécialement pour elles un ouvrage
intitulé : *Les actions vertueuses des femmes*, qu'il
adressa galamment à une dame nommée Cléa. Le
philosophe de Chéronée se déchaînait contre les
hommes qui ont voulu priver les femmes des éloges et hommages qu'elles méritent. « On pourrait,
dit-il, faire entrer en parallèle Anacréon et Sapho,
Sémiramis et Sésostris, Tanaquil et Servius, Bru-
tus et Porcie ; les talents et les vertus peuvent être
modifiés par les sexes et les circonstances, mais
le fond reste toujours le même. »

Les Bardes, Trouvères et Troubadours chan-
tèrent la gloire et la beauté ; il n'était de cour et
de château où leurs poésies n'eussent accès, car
elles étaient composées en l'honneur des héros et
des belles.

Boccacé et Pétrarque classaient très-sérieuse-
ment les femmes parmi les divinités, et les remer-
ciaient de la protection qu'elles accordaient aux
mortels.

Deu de Prade, prêtre et poëte, assurait qu'il
refuserait sa place au ciel, si le Tout-Puissant ne
lui accordait la faveur de la partager avec la
femme qu'il aimait.

Après Boccace et de Prade, qui, dans leurs ouvrages, établissent que la femme est supérieure à l'homme en vertus, une foule d'écrivains se firent les panégyristes des femmes. On n'est nullement surpris de l'encens que leur prodiguèrent les poëtes de cette époque, puisqu'ils en étaient largement récompensés. Bientôt, la manie de chanter, de panégyriser le beau sexe devint générale ; les philosophes, prêtres et une foule d'écrivains de tous genres célébrèrent emphatiquement ses hautes qualités, de telle sorte que les femmes, qui avaient été pendant si longtemps l'objet des satires et des brutalités de l'homme, devinrent tout à coup ses idoles.

Betussi, Serdonati, Philippe de Bergame, Capacio, Pinto, Domenicchi, Tomassini, Della Chiesa, etc., publièrent successivement de pompeux éloges sur les vertus et le mérite des femmes.

Le carme Louis Jacob et le minime Simon Martin composèrent une apologie des femmes illustres de l'Ancien-Testament ; et, tandis que Van den Busche donnait le relevé des femmes savantes qui s'étaient fait un nom dans les arts et les sciences, le père Lemoine construisait sa galerie des femmes fortes.

Corneille Agrippa composa, plus tard, un traité de l'excellence de la femme, où il démontra sa supériorité par des preuves physiques, historiques, théologiques et cabalistiques.

Brantôme écrivit la vie des dames illustres, mais en homme de cour, c'est-à-dire qu'il ne parla que des reines et princesses.

Hilarion da Costa, résolu d'effacer tous les panégyristes qui l'avaient précédé, publia deux énormes volumes in-quarto sur les vertus, mérite et qualités de toutes les femmes célèbres des quinzième et seizième siècles; mais, animé du fanatisme religieux de son époque, il ne loua que les femmes catholiques et ne dit pas un mot des femmes célèbres des autres religions.

Paul Ribera nous a laissé sous ce titre : *Triomphes immortels et entreprises héroïques de huit cent quarante-cinq femmes*, un traité plus complet que ceux de ses devanciers.

A Venise, on publia, en l'année 1555, le plus étonnant des panégyriques féminins qui s'étaient faits jusqu'alors. Ce livre reçut le titre de : TEMPLE A LA DIVINE SIGNORA JEANNE D'ARAGON, *construit en son honneur par tous les beaux esprits et dans toutes les principales langues du monde.* L'hommage de ce temple poétique fut décrété, par l'académie de Dubiosi, à Jeanne d'Aragon, épouse du fameux Marc-Antoine Colonne qui battit les Turcs à Lépante. Les langues latine, grecque, italienne, espagnole, française, esclavonne, polonaise, hongroise, turque, syriaque, hébraïque, chaldaïque, etc., servirent à la construction de ce monument, un des plus remarquables que la galanterie ait offert à la beauté.

Le temple poétique n'empêcha pas le cardinal Pompée Colonne, Portio, Lando, Mazzio, Bernardo Spina et beaucoup d'autres, d'écrire des ouvrages en vers et en prose sur les perfections de la femme.

Ruscelli, mécontent de la manière dont ses devanciers avaient soutenu l'excellence de la femme, fit paraître un ouvrage des plus bizarres, dans lequel, au milieu d'un fatras théologique et astrologique, il prétendit prouver que la contemplation de la beauté féminine pouvait seule rendre l'homme heureux sur la terre et lui donner une idée des voluptés du ciel.

Modesta di Pozzo, Vénitienne lettrée, publia,

quelque temps avant sa mort, une apologie des femmes, très-estimée.

Lucrezia Marinella soutint la même cause dans un ouvrage portant ce titre : *La noblesse et l'excellence de la femme, avec les défauts et imperfections des hommes.*

Christophe Bronzini écrivit sur la dignité des femmes, et Juan Spinosa, sur leur bonté.

Marguerite de Navarre, tour à tour dévote et galante, composa un petit volume où elle établissait l'infériorité de l'homme et la supériorité de la femme.

En 1643, on publia à Paris un petit volume intitulé : *La femme généreuse, qui prouve que son sexe est plus noble, plus vaillant, meilleur politique, plus savant, plus vertueux et plus économe que le sexe masculin.*

Vers cette époque, un hommage à peu près semblable à celui qu'on avait offert à Jeanne d'Aragon, à Venise, fut renouvelé à Paris, en faveur de Julie d'Angennes, fille de la marquise de Rambouillet. Les peintres les plus habiles peignirent sur vélin de charmantes fleurs, et au bas de chacune d'elles les grands poëtes du temps écrivirent un madrigal. Pierre Corneille en composa plusieurs et l'auteur du *Cid* en fit trois : l'un pour la *fleur d'oranger*, l'autre pour la *tulipe* et le troisième pour l'*immortelle blanche*. Ce précieux *album*, composé par les célébrités littéraires et artistiques de l'époque, fut nommé *la Guirlande de Julie*.

En 1630, Jacques del Pozzo soutint, dans un ouvrage, que *la femme était meilleure que l'homme*.

En 1660, Jacques Scuderi énuméra les vertus et capacités de la femme dans un livre intitulé : *Femmes et filles illustres*.

En 1665, ce fut encore à une plume féminine qu'on dut le *Livre des femmes illustres, où il est prouvé, par de bonnes et de fortes raisons, que les femmes surpassent les hommes.*

Quelques années plus tard, un ecclésiastique de Lorraine, nommé Poulain, fit paraître un petit ouvrage sur l'*égalité des deux sexes*, dans lequel il s'efforça de démontrer que la femme, loin d'être inférieure à l'homme, pouvait, au contraire, lui être opposée avec avantage.

Vers la fin du dix-septième siècle, mademoiselle de Romieu défendit son sexe dans une brochure pleine de finesse, et tâcha d'établir son égalité, sinon sa supériorité sur l'homme. Cette brochure inspira la plume vigoureuse d'un galant chevalier qui écrivit l'*Apologie des dames.*

Plusieurs ouvrages en faveur du beau sexe parurent successivement, entre autres : L'*Éloge des femmes.* — La *Défense des femmes*, du père Teijo. — La *Galerie des femmes fortes*, du père Lemoyne, etc., etc.

Le sensible La Fontaine louangeait, par instinct, toutes les femmes remarquables par leurs grâces et leur esprit.

Racine, plus courtisan que sensible, a fait le panégyrique de deux femmes, Henriette d'Angleterre et madame de Maintenon.

Quinault, sans en nommer aucune, les a toutes chantées.

Bossuet et Fléchier en ont immortalisé plusieurs dans leurs oraisons funèbres.

Descartes vantait l'esprit des femmes.

Huyghens et Newton ne craignirent pas de déroger à leur caractère sérieux, en leur apportant un tribut d'éloges.

En 1755, il parut un ouvrage en deux volumes intitulé : *Défense du beau sexe*, où l'auteur prouve, en opposant les facultés et qualités de l'homme à celles de la femme, que l'avantage reste souvent à celle-ci.

Dans son poëme des *Quatre âges de la femme*, le sensible Zaccharie a chanté le mérite et les vertus de la compagne de l'homme, avec autant de verve que d'élégance.

Thomas, de l'Académie française, écrivit en 1772 un *Essai sur les femmes* qui suffirait à lui seul pour faire la réputation d'un écrivain. Dans ce livre, un des plus remarquables par son esprit d'analyse et ses vues philosophiques, l'académicien prouve combien la femme a de droits à l'admiration et à l'amour des hommes, qui reçoivent d'elle leurs plus nobles impulsions.

L'abbé Fleury a démontré, dans ses *Études sur les femmes*, que le beau sexe, qui fait la joie et le bonheur de l'homme, doit marcher son égal et ne jamais être asservi.

En Angleterre, madame Wollstoncraft publia la *Défense des droits de la femme*, ouvrage dans lequel elle soutient, avec beaucoup de talent, la parfaite égalité des deux sexes.

Mademoiselle King écrivit, sous le titre d'*Appel aux hommes en faveur des femmes*, un ouvrage fort remarquable par la méthode, l'énergie et l'élégance du style.

Madame Randall, dans une brochure intitulée : *Lettre aux femmes d'Angleterre sur l'injustice et la subordination intellectuelle*, combat avec beaucoup d'esprit et de chaleur pour l'égalité des deux sexes

La célèbre Anne Radcliffe a plaidé la cause de son sexe dans son : *Avocat des femmes, ou tentatives pour recouvrer les droits des femmes usurpés par les hommes.*

Plusieurs dames allemandes ont écrit des ouvrages aussi sérieux que logiques sur l'excellence de la femme et sa haute importance dans la société.

La signora Falliero, de Naples, a donné un très-bon traité sur l'*Éducation et le rôle des femmes*

Une dame de Florence a également écrit un très-bon ouvrage sur l'égalité des sexes et la nécessité de réformer l'éducation des jeunes filles.

Ce fut surtout dans la seconde moitié du dix-huitième siècle, alors que le goût des lettres s'était répandu dans toutes les classes de la société, qu'une foule d'écrivains consacrèrent leur plume à l'éloge de la beauté. L'énorme influence qu'exercèrent les femmes, en France, dès le siècle de Louis XIV, ouvrit une ère d'idées nouvelles, et les philosophes qui s'efforçaient de les répandre, pensèrent que le meilleur moyen, pour arriver à ce but, était de plaire aux femmes, de les entourer d'égards et de les combler d'hommages. En effet, presque tous les écrivains du dix-huitième siècle ont parlé des femmes sur le ton du panégyrique et de l'apologie.

Saint-Lambert leur accorde une organisation privilégiée.

Bernardin de Saint-Pierre a fait leur éloge.

Montesquieu reconnaît leur influence.

Thomas loue leur dévouement et leurs vertus.

Voltaire, qui se moquait de tout et satirisait

tout, quoique ne leur ayant consacré aucun ouvrage spécial, briguait leurs suffrages.

J.-J. Rousseau les aima passionnément, et cependant les attaqua dans ses moments d'atrabile; mais le sensible Marmontel se chargea du soin de les défendre.

D'Alembert, Diderot, Grimm, Condorcet, Chamfort, leur trouvaient toutes les aptitudes de l'homme et les croyaient capables de gouverner.

Les poëtes Chaulieu, Lafarre, Boufflers, Lachaussée, Panard, Piron, Destouches, Léonard, Castel, Roucher, Lefranc de Pompignan, Lamotte, Florian, Géraud, Mahul, Péricault, Grancher, Carbonell, Sanvigny, etc., etc., leur ont prodigué l'encens.

Montesquieu, Chastellux, Cantwel, Grégory, Kérivallant, Thomas, Castilhon, Condorcet, Fleury, Bernier, de Visien, mesdames de Staël et de Sommery, ont démontré leur puissante influence sur les mœurs et la destinée des empires.

La fin du dix-huitième siècle et le commencement du dix-neuvième ne sont pas moins fertiles en écrivains qui ont consacré leurs plumes à l'éloge mérité de la femme.

Les savants physiologistes Roussel, Cabanis, Virey, Alibert, Richerand, Burdach, Müller, ont analysé leur organisation physique et morale.

Ségur, après l'académicien Thomas et Alexandre de ***, a fait leur histoire chez les différents peuples du globe.

Legouvé, dans un poëme immortel, a chanté leur mérite.

Chénier, Millevoye, Malfilâtre, Pinière, Dusauchoy, Stassart, Dumège, Lacaze, Ducis; Bertin et Parny, les gracieux interprètes de l'amour, Soumet, Baour-Lormian, de Chesnel, Lamartine, Victor Hugo, Hippolyte Lucas, Théodore Carlier, Laurent Pichat et une foule de poëtes contemporains les ont chantées dans leurs vers.

Les poëtes italiens Porzio, Crist, Bronzini, Grégor, Domenichi, Ortensio Landi, Maggi, etc., leur ont donné, dans leur enthousiasme, la prééminence sur l'homme.

Le mystique Sénancour s'est plu à décrire leurs grâces et leur amabilité.

Le profond Michelet reconnaît leur immense pouvoir sur l'homme, et déplore la triste routine qui les livre à la superstition.

Mesdames de Staël, de Lambert, Necker, Rolland, de Beauharnais, de Lafayette, Guizot, Leprince de Beaumont, Tastu, Desbordes, Duffrénoy, de Salm, de Girardin, Briquet, de Rémusat, l'immortelle George Sand, Jeanne Deroin, Nathalie Lajolais, Mmes Beaudoux et Benoist, et beaucoup d'autres, sont entrées dans de profonds détails sur la nature et le mérite des femmes. Mieux que les hommes, sans doute, elles ont pu apprécier tout ce qu'il y avait de sentiments nobles et généreux dans un cœur de femme, tout ce qu'il y avait d'amour et de dévouement dans ce mystérieux trésor que l'homme dissipe follement ou dont il brise imprudemment la clef.

Résumons. — Tous les écrivains qui se sont fait remarquer par la délicatesse de leur goût, par la finesse de leur esprit et l'élégance de leur style, ont dû ces qualités à la société des femmes. Les *Misogynes*, ou ennemis des femmes, se reconnaissent, au contraire, par des formes âpres, un style rugueux, embarrassé, un goût peu développé, un esprit lourd.

C'est le désir de plaire aux femmes qui, dans tous les siècles, enfanta les merveilles de l'art, qui produisit l'épître, l'élégie, l'épithalame, la chanson érotique, et ce grand nombre d'écrits tendres et pleins de beaux sentiments, impérissables monuments de la puissance des charmes féminins sur le cœur de l'homme. Épicure, Aristippe, professaient leur profonde admiration pour le beau sexe, en disant que toutes les splendeurs de la création seraient bien pâles, sans la présence de la femme.

Diogène et Cratès, ces harceleurs de la société, prétendaient que l'homme était un féroce et stupide animal que la femme parvenait, non sans peine, à apprivoiser et à dégauchir.

Socrate et Platon avouaient aussi que la société des femmes adoucissait les mœurs grossières de l'homme.

Virgile, Horace, Lucain, ont chanté l'amour.

Ovide s'inspirait de Julie, Tibulle de Délie.

Properce et Catulle écrivaient leurs poésies amoureuses sur les genoux de Cynthie et de Lesbie

Tandis que la belle Fornarina immortalisait les pinceaux de Raphaël, la tendre Romanina embrasait la verve de Métastase.

Saint Jérôme et saint Augustin ont fait l'apologie des femmes.

Marot et Quinault rimaient incessamment en l'honneur de la beauté.

Racine dut ses chefs-d'œuvre au désir de plaire à madame de Maintenon, et madame d'Houdetot ne fut pas étrangère aux lettres passionnées que J.-J. Rousseau écrivait dans sa *Nouvelle Héloïse.*

Millevoye, Bertin, Parny, Legouvé, Lamartine Hugo et tant d'autres grands poëtes, ne sont-ils point redevables de leurs plus belles inspirations à leur amour pour la femme ?

Enfin, dans toutes les compositions littéraires et dramatiques, on voit figurer la femme ; c'est toujours la femme qui inspire, la femme qu'on chante, qu'on apothéose. Les compositions d'où la femme est exclue sont froides, inanimées, car sans la femme point d'amour, et l'amour est la puissante étincelle qui échauffe la nature, qui donne la lumière et la vie.

CHAPITRE IX.

CALOMNIES. — VÉRITÉS.

Jusqu'ici nous avons montré la femme sous son aspect le plus beau ; mais si, comme dit le proverbe, on retourne le tableau, la scène change, les teintes s'assombrissent, les jours manquent, on ne reconnaît plus la femme telle que nous l'avons dépeinte.

A toutes les époques de l'humanité, la femme a été l'objet d'une foule de critiques et de satires plus ou moins brutales ; on l'a déchirée, calomniée, et ses détracteurs l'eussent rayée de la famille humaine s'ils en avaient eu le pouvoir. Dans toutes ces satires, écrites par des hommes chagrins, des amants courroucés ou des vieillards trompés, si l'on trouve des vérités on rencontre aussi beaucoup d'exagérations. La femme est telle que l'homme l'a fait ; les défauts qu'on lui reproche sont dus, en grande partie, aux sottises des hommes. Dans une société où les hommes sont vicieux, les femmes deviennent vicieuses; les lois de la contagion s'appliquent également au physique et au moral de l'individu.

Dans ce chapitre, que nous abrégerons le plus qu'il nous sera possible, nous entreprenons, Mesdames, la pénible tâche de vous apprendre tout le mal qu'on a dit de vous; nous serons sincères et vous prions de nous pardonner.

Chez les Hébreux, qui nous ont transmis en partie leur religion et leurs préjugés, les femmes ne jouissaient point de cette considération que notre civilisation leur accorde. Ce peuple envisageait la femme comme un être inférieur à l'homme et la considérait comme une source intarissable de mensonges, de perfidie et de luxure. Lisez à ce sujet les livres de Moïse et des Prophètes.

Les Orientaux n'avaient d'attention pour la femme qu'autant qu'elle procréait des enfants; les femmes stériles menaient une vie malheureuse. Les Arabes étaient et sont encore imbus des mêmes idées : pour eux la femme est un moule à créature humaine. Despotes et barbares, ils n'ont d'égards pour elle qu'à l'époque de la fécondité; ce temps passé, la femme est employée comme bête de somme, parce que, prétendent-ils, elle ne peut que faire mal.

La plupart des historiens, poëtes et philosophes
grecs ne sont nullement favorables au sexe féminin. Selon eux, le commerce des femmes est
d'autant plus dangereux qu'il paraît plein de
douceur. De combien de maux affreux les femmes
n'ont-elles pas inondé la terre? Par combien de
crimes n'ont-elles pas violé les lois de la nature?
Il suffit de citer le collier d'Eriphile, la calomnie
de Sténobée, l'inceste d'Erope, le festin de Philo-
mèle et la barbarie de Progné qui égorgea son
fils pour se venger de son époux. — Les malheurs
que Briséis attira sur le camp des Grecs. — Hélène qui causa la perte de Troie et la mort de tant
de guerriers. — Le meurtre de Candaule par une
femme qu'il adorait. — Les amours et les artifices
de Phèdre. — Le meurtre d'Agamemnon par Cly-
temnestre, son épouse. — L'infanticide Médée...
et tant d'autres attentats dont les femmes se sont
rendues coupables.

L'irascible et bilieux Euripide se déchaîna
contre les femmes et déversa sur elles l'âcreté de
sa bile; mais Laïs vengea son sexe des injures
du tragique en lui donnant publiquement une
leçon (1).

(1) Voyez le curieux ouvrage intitulé : *Laïs de Corinthe, ou les
Courtisanes de l'antiquité.* — Chez Dentu, libraire, à Paris.

Le voluptueux Anacréon lui-même, qui ne vivait que pour le vin et les femmes, leur adresse des reproches.

Le poëte Simonide lança contre elles une violente diatribe, dont voici la substance : — La nature de la femme est composée de dix éléments ; en d'autres termes, il y a dix espèces de femmes. — La première, tient de la truie ; — la deuxième, du renard ; — la troisième, de la chienne hargneuse ; — la quatrième, de la brute ; — la cinquième, de la mer capricieuse ; — la sixième, de l'âne entêté ; — la septième, de la belette voleuse ; — la huitième, du cheval à belle crinière ; — la neuvième, de la guenon méchante ; — la dixième enfin, de l'abeille écervelée.

Antisthène et Xénocrate s'enfuyaient à la vue d'une femme, pensant que son contact ne pouvait qu'être funeste. — Aristophane leur décochait les traits les plus acérés. — Le divin Platon, craignant de tomber entre les mains d'une mégère semblable à Xantippe, femme de son maître Socrate, ne voulut point se marier. — Diogène aurait voulu voir toutes les femmes pendues, à l'exception de Laïs. — Ménippe ne les aimait pas et Zénon ne pouvait les souffrir. — Alciphron et Athénée se sont complus à nous les montrer au milieu de leurs débauches. — Lucien a rapporté

ur leur compte des choses peu flatteuses. — En-
in, le seul Plutarque, dans la vie de ses *femmes
llustres*, a voulu réparer les torts de ses devan-
iers.

Chez les Romains, Horace et Martial ont sa-
irisé les femmes; — Juvénal les considérait
omme le plus grand des maux, et préférait la
nort au mariage. — L'austère Sénèque gémis-
ait sur les déportements des femmes et conseil-
ait à la jeunesse de les fuir. — Gallien, témoin
les emportements de sa mère contre ses esclaves,
, mal parlé des femmes.

Chez les peuples soumis aux lois du Koran, la
emme est une propriété, un objet pour la satis-
action du maître; réduite au rôle d'esclave, elle
n a toutes les ruses et les perfidies. — Publius
ylvius a écrit contre elle ces mots passés en
roverbe : *Femme qui pense seule, pense mal.* —
Grégoire de Naziance ne les a point épargnées.
— Chez les Francs, nos ancêtres, les femmes
l'étaient pas mieux traitées; mais les Gaulois,
galement nos ancêtres, avaient plus d'égards et
l'estime pour elles. Enfin, l'histoire de tous les
euples nous montre la femme sous un jour d'au-
ant plus défavorable que ces peuples sont plus
arbares. Ce ne fut guère qu'à partir du règne
le François Ier, de galante mémoire, que les

femmes furent tirées de l'état d'abjection dans lequel le sexe fort les tenaient plongées. L'exemple des Français fut suivi de plusieurs nations, et, dès ce moment, la femme cherche à se rendre digne de la position qu'on lui a faite.

Mais il faut croire que la femme abusa de sa liberté, puisque les historiens et chroniqueurs de ces époques l'accusent de félonie, d'adultère et de vices honteux. Il fallut avoir recours aux argus, aux verroux, aux ceintures cadenassées!... De nouveau, la femme devient la victime du sexe fort, qui employa tous les moyens pour la priver de la liberté dont elle mésusait. On enferma dans des couvents les récalcitrantes, et loin de les rendre meilleures, on les rendit plus vicieuses. Que d'imprécations, que de cris de haine et de vengeance retentirent sous les voûtes de ces tombes à jamais refermées sur des vivants!!... Que de larmes de désespoir en arrosèrent les dalles!!!...

Tout cela est-il calomnie ou vérité? Nous l'ignorons; mais ce qu'il y a de certain, c'est que cette accusation se retrouve chez la plupart des écrivains de ces temps. L'auteur de la *Forêt-Noire du mariage* se déchaîne contre les femmes avec des expressions si violentes, si peu mesurées, qu'on n'ose ajouter foi aux accusations dont il écrase les filles d'Éve.

Le siècle de Louis XIV affranchit de nouveau
es femmes de leurs entraves ; il paraîtrait qu'elles
ibusèrent encore de leur liberté. Boileau, Molière,
Shakspeare, Lafontaine, Boccace, Voltaire et
'immortel Jean-Jacques, prouvèrent, non par des
nsultes, ainsi que l'avaient fait leurs devanciers,
nais avec convenance, que la femme était faible,
usée et sujette à caution. Ils conseillèrent aux
naris de se tenir incessamment sur leurs gardes,
t de ne jamais accorder une confiance aveugle à
m sexe qui chute et rechute toujours.

Vint la mémorable époque de la Révolution de
793 ! La femme, dégénérée sous Louis XV, ainsi
que nous l'avons déjà dit, sembla se retremper
lans le sacrifice et le dévouement. Les traits de
ourage et d'héroïsme se multiplièrent parmi les
emmes, au point d'effacer les plus beaux élans de
atriotisme parmi les hommes.

Le dix-neuvième siècle a vu les femmes, surtout
n France, arriver à leur apogée de gloire et de
onheur. Si elles montrent encore les défauts et
es vices d'autrefois, c'est, nous le répétons encore, leur pauvre, leur détestable éducation qui
n est la source ; ce sont les banalités mondaines,
es frivolités de la mode qui en font des coquettes
t les perdent sans retour.

Après les vices d'éducation, disait le docteur

Dunne, ce qu'il y a de plus dangereux pour les femmes, c'est l'oisiveté et la flatterie. Habituées dès leur jeunesse à des choses frivoles, elles n'ont d'autre moyen de se préserver de l'ennui que de courir les bals, les théâtres, les promenades publiques ou de lire des romans, seule lecture analogue à la fausse culture de leur esprit. C'est ainsi qu'elles entrent dans la carrière du vice, où les flatteries, les adulations des hommes aident encore à les précipiter. Si aux arts d'agréments, auxquels on donne tant d'importance dans leur éducation, elles joignent les avantages de la beauté, l'encens le plus grossier suffit pour leur faire tourner la tête. Elles se croient des êtres privilégiés devant qui tout doit s'incliner. Ce travers, qui les rend hautaines, dédaigneuses, vaines et, par conséquent, ridicules, est le résultat du défaut de jugement, précieuse faculté qui est restée inculte.

Lorsque les rides viennent annoncer que la jeunesse s'est enfuie, on les déguise, on se farde, on se fait un visage menteur. Malheureusement, l'artifice ne tarde pas à être découvert, et un à un, les adorateurs disparaissent. Mais le vice a pris racine et ne peut plus s'extirper; on cherche alors un autre théâtre et l'on se jette dans la dévotion. Cette transition se borne presque toujours

à un changement de costume ; la réforme ne va
pas plus loin.

Pendant la jeunesse, le tourbillon du monde, les
plésirs, les passions, n'ont pas laissé aux femmes
le temps de calculer tout le prix de l'opinion. L'âge
et l'abandon qu'il amène leur font sentir enfin la
nécessité d'une bonne réputation. Mais comment
renoncer à des penchants caressés si longtemps ?
La dévotion leur offre alors son manteau, comme
le seul moyen de se ménager, en public, les honneurs de la vertu.

Avec ce nouveau masque arrivent les fausses
dents, les chevelures artificielles, le blanc, le
rouge, les pieuses grimaces et la sainte médisance ; la morale, longtemps insultée par des désordres secrets ou publics, reçoit, pour dernier
outrage, l'hommage de l'hypocrisie.

Voilà ce que disait, il y a trente ans, le docteur
Dunne, et ces faits trouvent encore aujourd'hui
leur parfaite application.

Au nom de votre dignité et de vos devoirs de
mère, au nom du rôle important que vous êtes
appelées à remplir dans la famille, ô femmes !
rejetez loin de vous ces vains hochets de la mode,
ces oripeaux de la vanité ; abandonnez vos goûts
frivoles ; réprimez les écarts de votre imagination
pour laisser le champ libre à votre raison ; soyez

aimables et gracieuses sans afféterie ; spirituelles sans prétentions ; bonnes, douces, affables sans intérêt, alors vous n'aurez plus d'ennemis, vous régnerez sur les hommes, et les plus rebelles se soumettront à vos lois.

CHAPITRE X.

LES HOMMES ET LES FEMMES.

Les femmes sont criblées de vices, de défauts,
l'imperfections cachées, disent certains hommes;
es femmes se défendent en leur renvoyant l'ar-
gument, et elles ont raison. En effet, pour quelques atrabilaires égoïstes ou rebutés qui ont
panché leur bile sur le beau sexe, qui ont écrit
mille grossières sottises, une foule d'auteurs dis-
ingués ont fait justice de ces fausses imputations
n glorifiant la plus aimable moitié du genre
humain.

Les chroniques du dix-septième siècle rappor-
ent qu'un jurisconsulte, malheureux en femme,
délaya, contre toutes les femmes, son épaisse
ile dans un ouvrage intitulé : *La Forêt-Noire
du mariage*.

Un jour qu'il se trouvait à Turin, les femmes le poursuivirent, le chassèrent de la ville, et ne lui permirent d'y rentrer qu'avec cet écriteau collé au dos :

> Des femmes sommes tous venus,
> Grands, petits, gros et menus ;
> C'est pourquoi celui qui les blâme,
> Doit être réputé infâme.

Ce qui a toujours manqué aux femmes, c'est l'esprit de corps. Si toutes les femmes d'une ville, d'une contrée, d'un royaume, se soutenaient mutuellement, elles formeraient une corporation formidable, contre laquelle Messieurs les hommes seraient forcés de rendre les armes, de s'incliner.

Si un auteur obscur a barbouillé le *Démérite des femmes,* brochure morte-née, un poëte célèbre a chanté leurs vertus dans le *Mérite des femmes.*

Pour quelques êtres impuissants, haineux, vexés ou éconduits qui, de temps à autre, déchirent les femmes de leurs méchantes épigrammes, un grand nombre de célébrités philosophiques et littéraires font leur apologie et leur payent un tribut d'hommages.

Dans ce conflit d'opinions, d'amour et de haine, de reconnaissance et d'ingratitude, au milieu de ces controverses, de ces disputes, l'avantage reste toujours aux femmes, car une voix puissante s'élève en leur faveur, et cette voix c'est celle de la vérité.

Ah! messieurs les Misogynes (1), vous calomniez tout un sexe, en haine de quelques rares exceptions; vous aiguisez vos dards et décochez contre elles vos traits envenimés, parce qu'une femme, vous trouvant ou trop maussade ou trop tyran, ou trop vain ou trop brutal, vous a planté là pour un être plus sociable; et vous croyez avoir la raison de votre côté? Détrompez-vous; nous venons de vous prouver que le sexe barbu n'est nullement privilégié; que la femme l'égale en tout et pour tout, hormis les abus de la force; que la supériorité que vous vous arrogez sur elle n'est qu'illusoire; elle vous prouve tous les jours que, si vous prenez la plume pour l'attaquer, elle la manie aussi bien que vous pour se défendre.

Un auteur a écrit les lignes suivantes pour et contre les femmes :

« La femme est ce que l'homme peut avoir de

(1) *Misogynes*, mot tiré du grec, signifiant : ennemis des femmes.

mieux et de pire ; elle est sa vie, son trésor, sa mort et son poison.

« C'est un vase qui contient la vertu, la bonté, mais aussi un venin qui égale celui de la vipère. Je signale au monde son prix comme réel, et je la condamne comme fausse.

« Elle nous donne son sang et nous nourrit ; cependant le ciel n'a rien fait de plus ingrat ; c'est quelquefois un ange et quelquefois un démon.

« Souvent elle est belle d'amour et de gentillesses ; souvent ses méchantes actions la rendent affreuse. Enfin, la femme est comme la saignée, qui tantôt donne et tantôt fait perdre la santé. »

Lorsqu'on entre dans les détails de toutes les petites passions qui agitent les femmes pendant leur vie ; de toutes les tracasseries qu'entraînent leur folle vanité, leurs caprices, leur perpétuelle indiscrétion ; lorsqu'on réfléchit que malgré tous les défauts de leur esprit et les vices de leur cœur, elles exercent une énorme influence dans l'état social, on est tenté de justifier *Confutsé* et *Mohamet* de les avoir condamnées à la réclusion. Sans discourir sur les motifs de cette réclusion, nous pensons que ces législateurs ont voulu, en les séparant de la société, empêcher qu'elles contractassent les vices des hommes et les conserver dans leur pureté.

La Chimère et tous les monstres dont la fable nous parle n'étaient pas aussi à craindre que la femme. Des héros vainquirent ces monstres et furent vaincus par les femmes.

Parmi les êtres qui peuplent la terre, a dit un Misogyne, il n'y en a aucun qui surpasse la femme en ruses, en perfidies, en méchancetés de toutes sortes. La vanité, l'orgueil, la coquetterie, l'envie, la jalousie, la colère, la vengeance, l'accompagnent toujours. Elle est bavarde, médisante, frivole, ignorante, imbue de mille préjugés ; elle est égoïste, gourmande, hypocrite, bigotte, parjure, etc., etc. ; elle cache en elle tous les vices qui dégradent la nature humaine, et les pâles vertus qu'elle montre de loin en loin, ne sauraient établir une compensation.

Une femme d'esprit et de haute raison fit la réponse suivante, pleine de vérités :

« On reproche aux femmes quantité de défauts que les hommes partagent avec elles. Il y a autant de bavards que de bavardes, d'indiscrets que d'indiscrètes, de menteurs que de menteuses ; mais il y a beaucoup plus d'hommes égoïstes que de femmes égoïstes, plus de jaloux que de jalouses, plus de trompeurs que de trompeuses, plus d'impertinents que d'impertinentes, etc.

« Si les femmes sont tracassières, les hommes sont intrigants ; si les femmes sont légères, les hommes sont inconstants ; si les femmes sont fausses, les hommes sont hypocrites ; si les femmes sont perfides, les hommes sont traîtres ; si les femmes sont volages, les hommes sont parjures ; si les femmes sont jalouses, les hommes sont envieux ; si les femmes sont coquettes, les hommes sont fats ; si les femmes sont glorieuses, les hommes sont orgueilleux ; si les hommes ont plus de bravoure dans le danger, les femmes ont plus de courage dans le malheur, plus de patience dans les revers, etc., etc. »

« De grâce ! Messieurs les hommes, disait une dame, cessez de nous accabler, et, avant de nous noyer dans l'océan des vices, veuillez analyser les défauts de votre propre sexe.

« Vous possédez l'orgueil du bien, nous n'en avons que l'amour. Vous êtes les moralistes du genre humain, vous faites les lois et nous les suivons ; vous éclairez la société, et nous l'embellissons ; ce n'est pas la crainte, c'est le devoir qui nous soumet. Nous étouffons jusqu'aux cris du cœur pour vous plaire. Vous n'êtes point comme nous sous le glaive du public ; ce bon public, il applaudit au séducteur et insulte la victime; c'est pourquoi vous dites qu'il est juste.

« Nous n'avons point d'écoles de droit, où l'on apprend à être faux et injuste au besoin; nous n'avons point d'écoles de théologie d'où sortent des inquisiteurs qui brûlent les hommes pour leur gloire et pour la gloire de Dieu. Nous aimons votre enfance, nous sommes le charme de vos belles années, nous consolons votre vieillesse et allons pleurer sur votre tombe. Toutes ces qualités ne peuvent-elles pas racheter quelques défauts, et nous faire trouver grâce devant vous? »

Une autre dame exhalait ainsi ses plaintes ironiques envers les hommes :

« Femmes vaniteuses, rentrez, je vous prie, dans la médiocrité intellectuelle dont on vous fait un devoir. Il ne nous appartient pas d'occuper les places que nos maîtres ont tant de peine à garder. Nos maîtres nous défendent d'être sérieuses, tâchons de leur devenir agréables; ils nous y invitent par des raisons si logiques?... Voyez leur indulgence! Ils vous permettent de causer modes, théâtres, bals, concerts, etc. N'est-ce point assez pour remplir nos loisirs?... Mais, nous occuper de questions sérieuses, meubler notre esprit de choses utiles, fi donc ! cela ne sied nullement à la jolie femme, qui doit être aimable et frivole avant tout. Oh ! les excellents hommes !... Et vous vous laissez prendre à ce charlatanisme intéressé, Mesdames, et vous ne voyez pas que l'homme veut, par le vide complet de votre esprit, vous tenir en tutelle ?

« Non, Dieu n'a pas créé la femme pour en faire l'esclave de l'homme ; il a voulu, de part et d'autre, l'égalité, l'amour. Il a dit à l'homme : « Je t'associe une créature en tout digne de toi ; « je n'ai plus rien à faire pour ton bonheur, ni « même pour ma gloire. » Et Dieu ne fit plus rien. »

C'est ainsi que devraient penser et raisonner toutes les femmes ; alors, les hommes rabattraient un peu de leur orgueil, et la condition sociale du beau sexe irait toujours en s'améliorant.

Les hommes, de leur côté, devraient bien graver ce proverbe dans leur mémoire : « Celui qui n'est pas l'ami des femmes, donne une fort triste idée et de son esprit et de son cœur. »

La nature semble avoir conféré aux hommes, avec la force physique, le droit de commander ;

mais la nature a aussi accordé aux femmes l'art de se soustraire au despotisme du plus fort. Les deux sexes ont réciproquement abusé de leurs avantages.

Les hommes, pour prouver leur puissance, ont fait des lois et obligé la femme à s'y soumettre.

Les femmes, en revanche, ont augmenté leur valeur personnelle par l'esprit, les grâces et mille autres attraits ; elles ont, en outre, doublé le prix de leur possession par la difficulté de l'obtenir. De telle sorte, que si l'on demandait de quel côté est la servitude, on pourrait, sans être paradoxal, répondre ; — Elle est du côté de l'homme !

Pour celui qui a étudié le caractère féminin, il est bien avéré que l'autorité est le but où tendent toutes les femmes. Lorsqu'elles sont maîtresses de leur cœur, l'amour qu'elles donnent les conduit à ce but ; l'amour qu'elles demandent les en éloigne. Elles savent toutes cela. C'est pourquoi leur unique politique est d'inspirer l'amour sans l'éprouver ! ou de le cacher profondément si elles aiment. Plus elles attirent, plaisent et refusent, plus les hommes multiplient leurs moyens de séduction, d'où il résulte que si ceux-ci sont habiles à l'attaque, celles-là sont maîtres passés pour la défense. C'est cet état de choses qui a engendré la courtoisie des temps modernes, et qui perpétue la politesse, les mille prévenances des hommes pour le beau sexe.

Nous pensons, avec plusieurs philosophes, que les législateurs ont commis une grave erreur à l'égard des femmes : au lieu de constituer leurs droits, ils ne leur ont imposé que des devoirs. La conséquence de cette erreur a été au profit de leur pouvoir naturel. En effet, ce défaut de justice leur a suggéré mille moyens de prouver leur valeur sociale, et leur pouvoir s'est encore accru des passions des hommes. Parmi ces moyens, il en est un qui manque rarement son but. En France, les hommes du monde considèrent la conversation comme un moyen de briller et de plaire; c'est à qui l'emportera sur son concurrent, et ils déploient, dans cette lutte, toutes les ressources de leur esprit. Comme c'est aux femmes qu'il appartient de décider de ce genre de supériorité, elles tiennent toutes les vanités sous leur domination, de telle sorte que chaque concurrent, pour obtenir la victoire, flatte, adule la femme, l'entoure de mille soins et se soumet aveuglément à son empire.

Nous répéterons, avec *l'Ami des femmes*, ce que nous avons déjà dit plus haut, en d'autres termes :

Les hommes doivent, en grande partie, les

avantages qu'ils ont sur les femmes à la différence de leur éducation, qui, bien que défectueuse
encore, l'est beaucoup moins cependant que celle
que les femmes reçoivent.

On éloigne les jeunes filles de toute occupation
sérieuse, on les entretient de mille bagatelles, on
les accoutume à mille délicatesses, le plus souvent
ridicules. De là résultent la frivolité, la légèreté et
la faiblesse de leur caractère.

C'est une erreur de croire que les hommes ont
une très-grande supériorité intellectuelle sur les
femmes; mais il est très-vrai de dire que les
femmes ont communément plus d'esprit que les
hommes, plus de goût, plus de tact, plus de finesse.
La pauvreté des études qu'on leur fait faire, les
idées superstitieuses dans lesquelles on les élève,
arrêtent les progrès de leur jugement; elles sont
presque toutes superficielles, parce qu'on ne les a
jamais accoutumées à réfléchir, à raisonner.

Paraissent-elles dans le monde, les hommes
mettent le dernier sceau aux vices de leur éducation en développant chez elles la vanité, la fausseté, la coquetterie, etc.; car plus une femme a
d'affectation, de manège, de minauderies, de caprices, plus elle s'entoure d'adorateurs.

Celles qui résistent à tout ce qui conspire contre
elles ont de grands avantages sur les hommes les

plus aimables : leur conversation est séduisante, leur imagination plus vive, leur cœur plus sensible, leur amitié plus tendre, leurs procédés plus délicats, leur attachement plus sincère.

La femme serait bien plus parfaite encore si les vices de l'éducation qu'on lui donne n'arrêtaient son élan vers la perfection intellectuelle ; malgré les torts de l'homme à son égard, et en dépit des entraves et des ténèbres dont on environne sa raison, elle conserve toujours son caractère de bonté, de douceur.

« Tout est admirable dans la femme ; et Dieu, qui s'est repenti d'avoir fait l'homme, ne s'est jamais repenti d'avoir fait la femme. »

Quant à ces hommes qui ne considèrent jamais que le côté défectueux des femmes et qui ne cessent de les poursuivre de leurs sarcasmes, d'énumérer leurs défauts, leurs faiblesses, il serait curieux de mettre au jour leurs ridicules, les basses courbettes qu'ils ont faites auprès de ces mêmes femmes, et les humiliations qu'ils en ont reçues. Il ne faut pas s'y tromper, ce sont toujours des hommes intolérants, injustes, impuissants, trompés ou éconduits, qui parlent mal des femmes : on reconnaît facilement, chez eux, le défaut de la cuirasse. Les hommes, au contraire, qui ont étudié la nature et le caractère de la femme, admirent ses vertus et plaignent ses erreurs.

De même que le printemps a ses orages, l'humanité a ses faiblesses.

Un poëte a eu raison de dire :

> Contre les femmes, oui, tel se permet d'écrire,
>   Qui tomberait à leurs genoux,
> S'il avait pu savoir combien il est plus doux
>   De les aimer que d'en médire.

Hommes ! soyez donc de bonne foi : la femme n'est-elle pas, à votre égard, ce que vous la forcez d'être ?

Vous vous appliquez sans cesse à la séduire, à la tromper, et, si parfois elle vous trompe, vous la maudissez ! Vous lui donnez souvent l'exemple d'une conduite équivoque, et vous êtes scandalisés si elle le suit ! Vous vous moquez de vos serments, et vous voulez qu'elle garde les siens ! Vous êtes parjures, et vous exigez qu'elle soit fidèle ! Vous brisez ses affections, ses plus chères espérances, et vous demandez que son cœur n'en éprouve aucune atteinte ! Enfin, vous la délaissez, vous l'oubliez pour d'autres, et, lorsqu'elle vous rend la moitié de votre pièce, vous entrez en fureur, vous lui jetez l'anathème ! Cela est-il conséquent ? est-il juste ?

Ah ! cessez, Messieurs les hommes, d'accabler les femmes de vos injustices, cessez de les poursuivre de votre quinteuse humeur. Les femmes sont plus sensibles, plus aimables, et valent mieux que vous ; tous les défauts que vous leur reprochez ne font pas tant de mal qu'un seul de vos vices ; et ces défauts, c'est encore vous qui les faites naître, par votre orgueil et votre despotisme. Au lieu de désapprécier la femme, souvenez-vous qu'elle est une des conditions nécessaires à votre bonheur. Promenez vos regards sur les scènes riantes de vos premières amours ; évitez de les arrêter sur les endroits sombres, vivez incessamment bercés par ces doux souvenirs.

O hommes ! aimez, adorez toujours les femmes ; car, sans elles, votre vie serait une affreuse solitude !...

CHAPITRE XI.

LE MARIAGE.

Le mariage est le but vers lequel sont instinctivement poussés tous les êtres qui ont atteint le
complément de leur organisation. Nul ne peut se
soustraire à cette grande loi de la nature, sans en
être puni par une foule de maladies, d'affections
physiques et morales qui rendent la vie amère et
abrégent sa durée (1).

Si la perfection pouvait exister ici-bas, on la
rencontrerait plutôt dans l'état de mariage que
dans l'état opposé. En effet, le mariage suppose
la famille, et la famille suppose les vertus nécessaires à l'éducation, à la direction des enfants
vers le bien. Ces vertus ne sauraient être prati-

(1) Avant de se vouer au célibat, on ne saurait trop engager
les jeunes femmes à consulter un médeci n.

quées par le célibataire qui végète seul. — La famille donne des citoyens à l'État, des bras à l'industrie; elle renaît sans cesse et donne toujours. Le célibat, au contraire, isolé dans le cercle étroit de son égoïsme, ne produit rien, ne donne rien à la société, et meurt sans laisser le rejeton qui devrait le remplacer.

Chez tous les grands peuples de l'antiquité, le célibat fut flétri et le mariage honoré. La civilisation moderne, tout en respectant la liberté individuelle, encourage néanmoins les mariages et offre des primes à la fécondité. La nation aime à citer les familles qui lui ont fourni des grands hommes. — Le père s'enorgueillit des qualités de son fils, et la mère des vertus de sa fille. De quoi peut s'enorgueillir le célibataire? — Les enfants font la joie de leurs parents et soutiennent leur vieillesse. Les célibataires connaissent-ils ces joies, peuvent-ils espérer un appui dans leurs vieux jours? — Enfin, le mariage est un des bonheurs de la vie; le célibat n'en est que l'amertume.

Mariez-vous, mariez-vous! jeunes filles; le mariage est la plus sainte, la plus ancienne de toutes les institutions.

Mariez-vous! car la femme a besoin d'un appui et l'homme d'une compagne pour traverser plus courageusement les épreuves de la vie.

Mariez-vous, pour agrandir le cercle de vos affections et développer vos sentiments.

Mariez-vous; car les joies du cœur sont plus pures lorsqu'elles sont partagées.

Mariez-vous, parce que dans les grandes infortunes qui empoisonnent l'existence, c'est au sein de la famille que vous retremperez votre courage, que vous puiserez de nouvelles forces et des consolations.

Mariez-vous, pour éviter les tristes et nombreuses maladies qu'engendre le célibat, et dont voici seulement quelques-unes ·

1	Hypocondrie.	7	Cauchemars.
2	Hystérie.	8	Insomnie.
3	Vapeurs.	9	Rêves érotiques.
4	Catalepsie.	10	Épilepsie.
5	Mélancolie.	11	Manie.
6	Dégoût de la vie.	12	Folie, etc., etc., etc.

Le célibat exerce une si funeste influence sur les facultés intellectuelles de la femme, que le nombre des aliénations mentales, chez les vieilles filles, dépasse toute proportion. Ainsi, dans le rapport fait, en 1832, sur l'hospice de la Salpétrière, à Paris, on remarque ces chiffres :

Sur 1,726 femmes aliénées, 1,276 étaient filles.

Devant cette désolante statistique, qui oserait se faire l'apologiste du célibat?

Oui ! le mariage c'est l'amour qui rayonne et propage la vie, c'est l'heureuse expansion de toutes les facultés affectives ; le célibat c'est l'égoïsme, la mort, le néant.

Mariez-vous donc, jeunes filles, parce que la nature vous a organisées pour le mariage, et qu'on ne transgresse jamais impunément ses lois.

Dans le mariage, l'homme personnifie la force ; — la femme personnifie les grâces et l'amour.

L'homme est le soutien de la jeune famille ; la femme en est la fleur et le parfum.

L'homme travaille pour assurer l'existence de la famille ; — la femme l'élève et, mère vigilante, l'entoure de son inépuisable sollicitude.

Ainsi donc, le mariage développe et fortifie l'amour de la progéniture ; il met en jeu les forces physiques et morales ; il fut toujours considéré comme la base des sociétés et la sauvegarde des bonnes mœurs.

Maintenant, observez les filles qui ont vieilli dans le célibat ; analysez leur physique et leur moral, leurs qualités et leurs défauts ; vous y rencontrerez toujours une lacune et serez forcé de donner la prééminence à la femme mariée.

La vieille fille est intolérante, acariâtre, toujours disposée à mordre, à déchirer autrui; elle est mesquine, égoïste dans ses actions, souvent impitoyable pour les erreurs des autres; envieuse d'un bonheur dont elle a été sevrée, ses journées s'écoulent tristement au milieu des regrets. Ni les égards, ni les prévenances, ni les plaisirs de la vanité, ni les douceurs de la fortune, rien ne peut la consoler de son état de vieille fille ; son caractère dénote un fond de sécheresse, de jalousie et d'aigreur qui est la preuve la plus convaincante contre le célibat et en faveur du mariage.

Vous le voyez, ô femmes ! tous les priviléges sont pour le mariage ; toutes les disgrâces pour le célibat. Après cette courte énumération des avantages de l'un, des hontes et des misères de l'autre, hésiteriez-vous encore à vous marier?

Et lorsque vous serez mariées, ô femmes ! vous aurez acquis de nouveaux droits à la considération, à l'estime ; mais, vous aurez de nouveaux devoirs à remplir. Vos droits, c'est l'égalité de pouvoir dans la communauté ; vos devoirs, c'est d'aimer votre époux et de le rendre heureux ; c'est d'utiliser votre temps et vos facultés à la bonne direction du gouvernement domestique, à la prospérité de la maison ; c'est surtout l'obligation stricte d'élever vos enfants dans la pratique des vertus sociales, pour en former des citoyens utiles et distingués. Voilà, Mesdames, la noble tâche que vous avez à remplir. C'est en la remplissant dignement que vous serez aimées, honorées et respectées de tous.

Nous prions nos jeunes lectrices de lire, avec la plus grande attention, le chapitre suivant, spécialement rédigé pour assurer leur bonheur dans le mariage.

CHAPITRE XII.

LECTURE TRÈS-IMPORTANTE POUR LA FEMME MARIÉE.

La femme mariée, la mère de famille, doit connaître toute l'étendue de ses devoirs envers son mari et ses enfants. La pratique de ces devoirs la fait aimer et respecter de toutes les personnes qui l'entourent. Parmi ces devoirs, il en est qu'on ne saurait enfreindre sans porter atteinte à la dignité du mariage et à la morale; tels sont, par exemple, la *bonne conduite*, la *fidélité* conjugale, l'*amour* et l'*éducation* des enfants.

La raison dit qu'il devrait y avoir égalité parfaite entre le mari et l'épouse; malheureusement il n'en est pas toujours ainsi. L'homme fait, parfois, sentir la force qui lui est dévolue; souvent il exige que la femme reconnaisse son infériorité, sa faiblesse. C'est alors que la femme doit faire usage de toute la force de sa raison pour réprimer victorieusement son amour-propre blessé ; c'est alors qu'elle doit déployer toutes les ressources de son esprit pour paraître résignée à la volonté de celui qui s'impose en maître. Il faut qu'elle sache obéir aujourd'hui pour commander demain. La sagacité, la finesse d'esprit qui lui sont naturelles, lui font découvrir mille petits détours pour arriver au but. Ainsi, l'homme veut ; on lui cède, et il croit qu'on lui cédera toujours ; mais il se trompe, car la femme saisit habilement les rémittences de la volonté de son mari pour lui imposer la sienne. Ce qu'elle veut n'est rien, ou du moins si peu de chose, qu'il est bien facile de la contenter ; et puis, elle récompense si agréablement les plus petites complaisances de son mari, que celui-ci finit par tout accorder. Il est surtout important de ne jamais contrarier les vieilles habitudes du mari ; ce n'est qu'avec le temps qu'on peut s'en rendre maître. La femme doit savoir s'arrêter à propos, se replier pour mieux avancer ; elle veut toujours, mais étant la plus faible, elle ne marche que lentement, sans jamais compromettre le travail commencé. Elle fait suivre des voies indirectes à son mari, qui s'y croit entraîné par hasard ou librement ; et c'est ainsi qu'il obéit lorsqu'il croit commander.

Mais, si, par un de ces incidents, malheureusement assez fréquents, un homme, d'ailleurs estimable, privait sa femme de son amour, de sa tendresse, pour aller se jeter dans les bras d'une autre femme, l'épouse doit se conduire avec réserve et dignité. Elle bannira de son cœur tout désir de vengeance ; elle comprimera sa douleur, sans pourtant affecter une indifférence qui pourrait blesser le mari. Aucun reproche, aucun sourire amer, aucune parole mordante ne devront s'échapper de sa bouche ; elle ne se plaindra à personne ; ce serait inutile et très-imprudent. Elle sera sobre de caresses pour exprimer son affection conjugale ; car, rien ne fatigue autant l'homme que les caresses d'une femme qui a cessé de lui plaire. Elle ne s'abandonnera pas non plus aux larmes, au désespoir ; ce serait le moyen de se rendre encore plus à charge à son époux. Le seul artifice qu'elle puisse employer, et qui n'a rien de contraire à sa dignité, c'est de se parer de tous les charmes de l'esprit, de tous les attraits de la vertu, pour faire oublier la femme que son mari lui préfère ; c'est d'opposer la douceur et les manières prévenantes au peu d'égards ; c'est, enfin, de rehausser les agréments de sa personne par le bon goût dans sa toilette et l'extrême propreté du corps.

Ces deux derniers points ont une grande importance, et les femmes ne devraient jamais les négliger. Elle doit se rappeler que la nécessité de plaire est imposée à la femme du moment qu'elle s'est choisi un époux : or, si le bonheur domestique prend sa source dans l'attachement réciproque de deux époux, il est logique de resserrer les nœuds de cet attachement par tous les moyens de plaire et de prolonger l'amour. L'amour est volage par nature, pourra-t-il s'arrêter long-temps sur la couche nuptiale si l'on ne fait rien pour le fixer ? L'amour abhorre l'esclavage, et l'habitude l'affaiblit, le refroidit bientôt. La femme évitera donc de rendre son mari esclave, et tâchera d'éloigner de lui tout ce qui est monotone ou ennuyeux.

Si la femme n'emploie pas tous ses soins à donner un nouvel aliment à l'amour de son mari ; si elle ne met continuellement en jeu ses charmes, ses grâces, son esprit, pour ranimer son ardeur ; si elle n'est pas propre et soignée dans sa personne, le mari se dégoûte, s'éloigne, hélas !... et des riantes fleurs du mariage il ne reste plus que les épines.

Femmes injustes, pourquoi vous plaindre de l'inconstance de vos époux, si vous-mêmes vous négligez les moyens faciles de les fixer ?

Madame de Genlis a donné les conseils suivants aux femmes mariées :

« Que votre mari soit bien convaincu que sa présence vous est toujours agréable ; le plus sûr, le seul moyen de le fixer près de vous, c'est de montrer toujours un égal plaisir à le voir... Il est impossible de calomnier une femme qui, loin de fuir et d'éviter son mari, le désire pour témoin de ses actions... Profitez de l'empire passager, mais sans bornes, que l'amour vous donne sur votre mari, dans les premiers temps du mariage, pour lui parler avec franchise de ses défauts ; mais toujours avec le ton du plus tendre intérêt. Si vous voulez que votre mari suive vos conseils, ayez l'air de désirer les siens. Pour obtenir sa confiance il faut lui donner la vôtre... S'il arrive entre vous quelques petites contestations, ce qui est inévitable, jamais d'aigreur dans vos paroles, montrez de la déférence et cédez plutôt que de résister... Plus vous montrerez d'égards pour votre mari, plus il en aura pour vous... etc. »

La femme mariée doit s'éloigner, autant que possible, des folles dissipations du monde ; sans être toujours sérieuse, elle doit néanmoins se recueillir et penser à sa famille, à sa maison et à cette foule de questions accessoires qui s'y rattachent. La femme distraite, évaporée, qui néglige son intérieur pour les plaisirs mondains, ne saurait longtemps conserver l'amour et l'estime de son époux.

Une jeune femme impressionnable, et dont l'imagination travaille, doit se garder de la lecture des romans ; car cette lecture lui fait bientôt oublier les réalités de la vie et l'égare dans le monde des chimères. Alors, les détails de l'intérieur lui deviennent fatigants, à charge ; elle interrompt la tâche qu'elle avait commencée, pour lire le feuilleton d'un journal où se déroule une intrigue d'amour. Elle se passionne pour les héros de romans ; néglige ses devoirs de mère de famille et ne voit plus dans son mari qu'un être fort ordinaire. De ce moment, plus de bonheur pour elle dans le mariage ; victime des folles idées qui lui ont échauffé le cerveau, elle ne tarde pas à se croire malheureuse, et attribue secrètement à son mari la cause de son malheur. Si, par hasard, la femme ainsi gâtée rencontre un de ces jeunes séducteurs qui font métier de plaindre et de consoler les épouses éplorées, hélas ! c'en est fait de sa vertu... Le remords naît aussitôt après la faute, et, de ses ongles de fer, déchire incessamment le cœur de l'adultère.

Une foule de pièces, jouées sur certains théâtres, ne valent pas mieux que certains romans. Ces pièces sont généralement immorales et pervertissent l'esprit des femmes en les habituant à voir des maris trompés, des épouses séduites, des tartufes de mœurs, d'aimables libertins, etc. Nous ne prétendons pas interdire le théâtre ; mais, avant d'y aller, la femme doit choisir les pièces et s'abstenir de celles qui peuvent fausser son caractère d'épouse.

Les bals et beaucoup de soirées sont des foyers d'intrigues et de perdition ; on doit également s'en abstenir, ou n'y aller qu'accompagnée de son mari.

Une jeune femme qui se jette, sans nulle expérience, dans le dangereux tourbillon du monde, finit presque toujours par succomber aux séductions de l'amour, de la vanité et des cadeaux. Les épouses qui veulent rester fidèles à leurs devoirs, doivent se retrancher derrière leurs maris, où l'ennemi n'osera point les y venir attaquer.

La jalousie, cette affreuse maladie, doit être complétement bannie du cœur des époux, autrement le mariage serait un enfer. Voyez, à ce sujet, notre ouvrage intitulé : *Philosophie du Mariage,* où se trouvent de fort curieux détails sur cette malheureuse passion et sur les moyens les plus efficaces pour la combattre

21.

Il ne faut pas qu'il y ait de maître dans le domaine conjugal; l'autorité doit s'y établir par la confiance et l'estime. Lorsque l'un des époux veut s'arroger des droits exclusifs et commander en maître, l'harmonie est troublée. La tyrannie déplaît en grand comme en petit; elle fait crouler les gouvernements, de même qu'elle porte la désunion dans les familles.

La beauté, les grâces, l'esprit, la sagesse, la modestie attachent l'homme à sa compagne; mais les attentions de la femme pour son mari, ses soins empressés, ses égards, ses procédés empreints de délicatesse, son attachement et sa fidélité lui assurent pour jamais le cœur de l'homme qu'elle s'est choisi, et le mariage devient pour elle une source de bonheur.

Nos lectrices trouveront le complément de la conduite conjugale dans l'*Hygiène* et la *Philosophie* du mariage (1); ces deux ouvrages, aussi intéressants qu'utiles, ont séché bien des larmes et prévenu de grands malheurs.

(1) Chez Dentu, Palais-Royal, à Paris.

CHAPITRE XIII.

DÉFAUTS ET VICES DE LA FEMME, SELON LES MILIEUX OU ELLE VIT.

Dans le règne végétal, comme dans le règne animal, tout être offre des imperfections, des vices, des défauts. L'espèce humaine, plus que toute autre, semble être la démonstration de cette loi poussée à l'extrême; c'est-à-dire qu'elle surpasse en défauts et en vices toutes les autres espèces. Or, après avoir fait l'éloge des bonnes qualités de la femme, notre travail resterait incomplet si nous omettions de jeter çà et là les ombres qui ternissent parfois les vives lumières du tableau. Mais que cela ne vous effraie point, Mesdames, car les défauts que nous allons relater sont aussi ceux des hommes, et nous n'entreprenons cette tâche que dans le but de vous rendre plus parfaites. Nous ne ferons qu'esquisser rapidement les défauts et vices principaux.

Frivolité. — Ce défaut provient directement de la pauvre éducation qu'on donne aux demoiselles. Il semblerait qu'on ne les élève que pour arranger des chiffons, poser des rubans, des dentelles, enfin pour parader, se faire belles et plaire aux hommes; l'instruction solide est oubliée. L'imagination travaille, se développe outre mesure, au détriment du bon sens; elles ne pensent plus qu'à la toilette, aux moyens d'attirer les yeux, de se faire admirer. Alors, l'esprit se ferme à tout ce qui est sérieux; les notions du bien et du mal s'effacent; le mauvais exemple des femmes du monde, affichant le luxe, leur sourit et ne tarde pas à les perdre.

Songez-y, Mesdames, cette frivolité vous rabaisse au-dessous de l'homme et vous fait perdre les prérogatives intellectuelles dont vous devriez être jalouses. Un homme qui entreprend un voyage a généralement un but, et c'est vers ce but qu'il marche. Une femme oublie le but et pense aux divers incidents qu'elle pourra rencontrer sur la route; à l'impression qu'elle produira sur ses compagnons de voyage. Elle pense aux robes et parures qu'elle emporte et qui font partie d'elle-même; elle se complaît dans l'idée qu'attifée selon la mode la plus récente, elle fera sensation et que les autres femmes en seront jalouses;

mille autres futilités de cette nature remplissent son esprit et n'y laissent point de place pour ce qui est sérieux. O femmes! songez-y, la dignité d'âme, le sentiment de votre valeur dans la société s'effacent, chaque jour, devant de semblables puérilités.

Coquetterie. — Selon l'Académie, la coquetterie est le désir immodéré d'attirer les regards, de plaire, de séduire, d'exciter à l'amour avec l'intention de ne pas y répondre. C'est le papillonnage du vice. La coquette cherche, par tous les moyens possibles, à être distinguée des autres femmes, à les éclipser, à se faire une cour d'adorateurs. Elle enlève sans pitié l'homme à ses devoirs, le mari à sa femme, l'amant à sa maîtresse, et lorsqu'elle est parvenue à les enchaîner, à les réduire en esclavage, elle jouit quelques jours de son triomphe, puis les abandonne pour faire d'autres victimes.

Ce manége exige une foule de petits détails, de ruses, de combinaisons qui rendent la femme incapable de penser à autres choses; d'où sa nullité complète pour la société. C'est un bien affreux défaut que ce genre de coquetterie. Mais, tôt ou tard, la coquette reçoit le châtiment des maux qu'elle a causés.

Amour des louanges, des adorations. — Ce défaut est celui qui fait les coquettes.

Amour de la toilette et des parures. — C'est encore la coquetterie qui donne naissance à ce défaut.

Amour des plaisirs du monde. — Les femmes du monde n'ont point d'occupations assez sérieuses pour faire contrepoids à l'amour des plaisirs; de telle sorte que toute la vivacité de leur imagination s'éparpille sur un cercle de petits soins et de petites passions complétement stériles pour la famille et la société.

Lorsque la passion des soirées, bals, théâtres, etc., s'est incrustée au cœur de la femme, adieu aux joies pures et tranquilles du foyer domestique; elle ne rêve et ne désire plus que plaisirs bruyants et tumultueux, dissipations folles et sans cesse variées. Les travaux de l'intérieur, les choses usuelles de la vie lui deviennent insipides; elle s'ennuie et s'impatiente jusqu'à l'heure du bal ou du théâtre ; hélas ! la malheureuse, qu'elle est à plaindre !... Et son pauvre mari !... Le résultat forcé de ce défaut est la ruine d'une maison... Mais, là ne se borne point le résultat. Une foule d'autres vices naissent de l'amour des plaisirs du monde, dont on ne peut plus se passer; on veut les satisfaire... quand même... Et c'est ainsi que la démoralisation naît et grandit au sein des sociétés.

Vanité. — La vanité est le défaut des petits esprits, des cerveaux étroits. Les personnes vaniteuses cherchent à attirer les yeux par le pompeux étalage de leurs toilettes, de leurs parures; je parle ici de la vanité du vêtement; elles veulent toujours être plus richement mises que les autres femmes, et font des folies pour les surpasser. Leurs prétentions fatiguent, mais on finit par en rire.

Orgueil. — Placé au nombre des sept péchés capitaux, l'orgueil est l'écueil de toutes les vertus; il en altère le principe et en corrompt la source. On ne saurait trop tôt et trop énergiquement combattre le penchant à ce vice.

Jalousie. — C'est la plus féroce des passions, celle qui, dans les paroxysmes de sa fureur, emploie le fer et le poison et porte l'épouvante partout où elle passe. La jalousie est un affreux délire, une fièvre ardente qui dessèche et consume le cœur, et contre laquelle la médecine morale est souvent impuissante. Il n'y a qu'une violente secousse qui puisse la combattre. O femmes ! gardez-vous à jamais de cette triste maladie !

MÉDISANCE. — Lorsque le poison de la médisance s'est infiltré au cœur de la femme, elle devient le fléau de le société ; on la craint, on la redoute, on s'en éloigne comme d'une source empestée qui donne la mort. Massillon a dit :

« La médisance jette partout la dissension, les haines et la vengeance. Tout ce qui en part est infecté et corrompt tout ce qui l'environne. Ses louanges mêmes sont empoisonnées et son silence criminel. »

On devrait punir la médisance plus rigoureusement que le larcin ; car il est plus difficile de se garder d'un médisant que d'un voleur.

HAINE ET VENGEANCE. — Deux vices dont les conséquences sont toujours funestes et qu'il est de la plus haute importance de réprimer. Les personnes haineuses et vindicatives sont un véritable fléau ; on doit les éviter et ne jamais lier commerce avec elles ; car, tôt ou tard, on deviendrait leur victime.

COLÈRE. — Vice affreux, qui défigure l'individu, le rend méconnaissable et le fait redouter des personnes qui l'approchent. Lorsqu'une femme est dans un accès de colère, on devrait la forcer de se regarder dans un miroir; il y a tout à parier, qu'effrayée elle-même de sa laideur, elle se corrigerait de ce vice. La femme doit régner par la douceur; la colère lui aliène les cœurs.

INTEMPÉRANCE. — Si l'intempérance est affreuse chez l'homme, elle est hideuse chez la femme. Heureusement que ce vice est très-rare parmi le beau sexe, où on ne le rencontre que chez les êtres dégradés.

PARESSE. — Un des sept péchés capitaux dont on ne saurait trop promptement et radicalement extirper le germe. Une femme paresseuse, non-seulement n'est propre à rien, mais elle peut tomber dans une foule de fautes qui la rendent méprisable.

OISIVETÉ. — C'est la mère de tous les vices; ce vieux proverbe est exactement vrai. En effet, une femme oisive ne peut que s'ennuyer en attendant les distractions, les plaisirs qui doivent la tirer de l'ennui où elle est plongée. Mais, après la satisfaction de ces plaisirs, l'oisiveté reparaît avec l'ennui. Alors on pense à de nouveaux plaisirs, on s'ingénie à les chercher ; les désirs se succèdent et, pour les satisfaire, il arrive bien souvent, hélas ! qu'on oublie ses devoirs, qu'on se laisse entraîner dans l'abîme. O femmes ! craignez et fuyez l'oisiveté, il y a tant de malheureuses qui ont été perdues par ce vice !

FAIBLESSES. — Ce qu'on entend par ce mot est souvent la cause du malheur de toute une vie ; parce qu'en perdant l'honneur on perd la considération des autres et le calme de sa conscience.

INFIDÉLITÉ. — PARJURE. — C'est le serment violé, c'est l'abominable oubli de la foi jurée, pendant que celui qui a confiance dans le serment garde une religieuse fidélité. Le parjure et l'infidélité sont des crimes capitaux contre lesquels la loi devrait sévir avec une rigueur extrême. Sans foi ni honneur, sans respect pour eux-mêmes, les parjures sont des monstres que la société devrait diffamer et chasser à jamais de son sein. Malheur à la femme infidèle ! elle a beau cacher, refouler son crime dans les abîmes de son cœur, sa conscience l'accuse et le remords ne tarde pas à l'écraser.

AVARICE. — C'est un vice capital qui pétrifie

le cœur et éteint tous les sentiments. Attirer tout à soi, n'importe par quels moyens; conserver tout pour soi, sans en jouir, sans jamais en faire profiter autrui, telle est la malheureuse passion de l'avare. Ce vice est assez rare chez les femmes; mais celles qui en sont entachées deviennent pires que les hommes. Leur existence décolorée se consume entre la crainte de perdre et l'envie d'acquérir.

Curiosité. — Défaut inhérent à la constitution féminine; qui fait commettre aux femmes une foule d'imprudences, qui les couvre de ridicule et les abreuve d'humiliations. On fuit la femme curieuse de même que la médisante; car si la langue envenimée de l'une est à redouter, les inconséquences de l'autre sont également à craindre; à combien de déceptions, de honte et de regrets vous expose la curiosité! Le plus souvent elle fait naître de noires inimitiés et cause des malheurs irréparables. Les femmes doivent donc employer leur raison et l'énergie de leur volonté, pour effacer, détruire un défaut dont les résultats sont si funestes.

Hypocrisie. — C'est le masque trompeur de la vertu. L'hypocrite trompe toujours ceux à qui il veut plaire, en affectant les dehors honnêtes ; de même que le flatteur trompe ceux qu'il veut séduire, en affectant de l'amour, de l'admiration pour leur personne. Les tartufes, à l'accent mielleux, au ton patelin, élucubrant quelques méchancetés, quelque noire calomnie quand leur bouche vous sourit, sont de dangereux hypocrites dont il faut se défier. L'hypocrisie est le vice incarné des âmes basses, méchantes et sournoises. C'est généralement parmi les bigottes qu'on rencontre ces odieux caractères. Voyez cette femme à l'air modeste ; c'est à peine si elle lève les yeux, un rien l'effarouche et la fait rougir ; on la cite comme un modèle de vertus. Mais, écoutez-la, et vous saurez bientôt à quoi vous en tenir sur les vertus d'emprunt de cette mégère.

L'hypocrisie, haïe du ciel, méprisée de la terre, est à la fois une bassesse, un crime, une infamie.

BEL ESPRIT. — On entend, en général, par ce mot, le talent de dire agréablement des riens ; d'avoir les réparties amusantes et de gais propos. Lorsque cet esprit, débité sobrement, se trouve en rapport avec les situations et circonstances, il est de très-bon effet et devient amusant ; mais lorsqu'on le prodigue à tout instant, le bel esprit fatigue et laisse voir à nu toute sa frivolité. Il faut donc en être sobre et n'en user que de loin en loin ; alors, on devine que le bel esprit est dirigé par un esprit juste — Néanmoins, il faut le dire, ce genre d'esprit ne va qu'aux hommes et sied fort peu aux femmes ; or, ces dernières feront mieux de s'en abstenir. Plus la femme vise à l'esprit, moins elle exerce sa raison. Les femmes qui font profession de bel esprit sont rarement bonnes épouses et bonnes mères : c'est toujours la tête qui gâte le cœur.

Parmi les femmes qui visent à l'esprit, il en est dont les prétentions sont exagérées : elles aspirent à la réputation de savantes, à la gloire de poëtesses ! c'est généralement dans les soirées d'hiver que ces muses en corset débitent leurs poésies vaporeuses, où les mots : *ciel — miel — ange — âme — flamme — parfum du cœur, — sainte ivresse, — blond chérubin*, etc , sont de rigueur. L'applaudissement obligé suit nécessairement la tirade, et l'amour-propre se trouve satisfait. Ces muses de salon, très-estimables d'ailleurs, ignorent-elles que la femme vraiment instruite et savante, travaille dans son cabinet ; c'est le libraire et non pas elle-même qui se charge de publier ses travaux.

Nous engageons beaucoup ces dames à réserver leurs pièces de vers pour les séances académiques ;

les personnes qui fréquentent les soirées, préfèrent aux récits poétiques, les mots à rire, les nouveautés, les anecdotes du jour, enfin tout ce qui peut servir d'aliment à la curiosité et à la gaîté.

Tels sont les mauvais penchants, les défauts, les vices que les femmes devraient combattre à outrance, pour arriver au degré de perfection compatible avec l'organisation humaine. C'est lorsqu'elles auront atteint ce degré qu'elles seront estimées, honorées et respectées des hommes ; qu'elles seront aimées et adorées de ceux qui les approchent ; c'est alors qu'elles feront le bonheur de leurs époux et seront la providence de leurs familles.

CHAPITRE XIV.

Les anciens, meilleurs observateurs que les modernes, avaient fait une foule de curieuses observations, relatives à l'influence du tempérament sur le caractère. Les trois tempéraments, *bilieux, sanguin, lymphatique,* dont le mélange, à divers degrés, forme les *idiosyncrasies* ou tempéraments mixtes, avaient chacun leur physionomie propre.

Chez le sexe féminin, le tempérament bilieux était représenté par Junon, déesse irascible, impérieuse, jalouse, vindicative, et, selon les circonstances, pétrie d'orgueil ou imposante de majesté.

Hébé représentait le tempérament sanguin

dans toute sa pureté, le coloris de la santé animait son visage ; jamais de nuage sur son front ou de tristesse dans ses yeux ; toujours gaie, folâtre, et le sourire sur les lèvres, elle versait aux dieux le nectar et la joie.

Le tempérament lymphatique, froid, tranquille, exempt de passions violentes, avait MINERVE pour représentante. Cette déesse, toujours calme dans ses actions, réservée dans ses opinions, ses jugements, symbolisait la sagesse.

L'alliance du tempérament sanguin au lymphatique forme un tempérament mixte qui, à la délicatesse du coloris, unit l'élégance des formes : une peau blanche, un teint rosé, des membres potelés, des courbes ravissantes, des contours enchanteurs ! c'était le tempérament de VÉNUS, la déesse de la beauté ; c'est encore aujourd'hui le tempérament privilégié, réunissant toutes les richesses physiques de l'organisation féminine. — Les femmes de ce tempérament se font remarquer par leur douceur et leur modestie ; timides et tendres à la fois, elles sont exemptes de ces grandes passions qui laissent au cœur de profondes cicatrices ; elles suppléent, par leur désir de plaire et leur exquise tendresse, à leur défaut de vivacité.

Les deux plus beaux types de femmes sont la *brune* et la *blonde*; il existe ensuite mille nuances intermédiaires, qui toutes ont leurs charmes, leurs attraits.

La BRUNE pétille d'esprit et de vivacité; ses regards, ses gestes, tous ses mouvements sont rapides; sa conversation est animée, fine, spirituelle, ses réparties sont heureuses et brillantes; mais souvent son imagination, sa pétulance l'emportent, et elle parle avant de réfléchir; de telle sorte qu'il lui arrive ce qui arrive aux personnes légères, qui mettent trop de précipitation dans leurs jugements. La brune se passionne facilement et s'enthousiasme de même; elle s'irrite et se désespère pour peu de chose. L'amour fait quelquefois d'affreux ravages dans son cœur, et bien souvent la haine remplace l'amour. La joie, les plaisirs, les chagrins, les douleurs, tout en elle est porté à l'extrême.

Douée d'un esprit moins brillant, mais d'un jugement plus sûr; d'un cœur moins ardent, mais plus tendre, la BLONDE possède au suprême degré tous les attraits de son sexe. Selon plusieurs physiologistes, la blonde est plus femme que la brune, parce que le tempérament lymphatique et ses nuances représentent mieux la féminité.

Ses qualités morales les plus saillantes sont un

naturel paisible et bienveillant, une heureuse égalité de caractère, une grande douceur dans tous ses rapports, une bonté qui va quelquefois jusqu'à la faiblesse.

Ses qualités physiques sont en harmonie parfaite avec ses qualités morales. La blancheur de la peau, le vif éclat du teint, des formes plus développées, des mouvements plus lents, distinguent la blonde. On admire une belle chevelure blonde autant qu'une chevelure noire; celle-ci donne plus de piquant aux traits du visage, celle-là plus de douceur. Si l'étincelle de l'amour jaillit des yeux de la brune, dans les yeux bleus de la blonde se réfléchit la sérénité de l'âme et la bonté du cœur. Le sourire de la brune séduit, celui de la blonde vous charme. La vivacité de l'une vous plaît, les poses langoureuses de l'autre ont un attrait irrésistible; enfin les goûts se partagent entre ces deux genres de beauté; la moitié des hommes est pour les brunes, l'autre moitié préfère les blondes.

La dispute au sujet de la prééminence de l'une de ces beautés sur l'autre restera à jamais interminable, parce qu'il faudrait, pour la terminer, unité de goût parmi les hommes, et cela est impossible. Celui-là préférera la blonde, et celui-ci la brune. Ce ne sont ni les yeux bleus, ni les yeux

oirs qui embrasent les cœurs et troublent les
êtes, ce sont ceux dont le langage nous est le
lus sympathique. La beauté plaît, la physiono-
nie subjugue ; par physionomie nous entendons
'éloquence de l'expression, l'attrait qui séduit, le
harme qui entraîne. Les deux portraits de la
rune et de la blonde se trouvant plus poétique-
nent tracés dans la seconde partie de cet ouvrage,
ious y renvoyons le lecteur (1).

La nature fait les tempéraments ; mais l'éduca-
ion les modifie, les réforme ; et, s'il est affligeant
e dire que les défauts, les vices, dépendent du
empérament, il est consolant de savoir, par
xpérience, qu'une bonne éducation morale,
ébarrassée d'entraves superstitieuses, peut les
ombattre avantageusement, les vaincre, les
ffacer.

(1) *Hygiène et perfectionnement de la beauté*, par A. Debay. —
hez Dentu, libraire, Palais-Royal, à Paris.

CHAPITRE XV.

PHYSIOGNOMONIE. — ART DE CONNAITRE L'HOMME INTÉRIEUR PAR L'HOMME EXTÉRIEUR, ÉTUDE DES PLUS UTILES AUX FEMMES.

Ainsi que chaque tempérament et chaque idiosyncrasie portent avec eux leurs avantages et leurs défauts, de même chaque physionomie offre, par des signes plus ou moins appréciables, les qualités physiques et morales de l'individu. La *physiognomonie*, ou art de connaître l'homme intérieur par l'homme extérieur, n'est pas aussi conjectural que beaucoup de gens le pensent ; si parfois cet art est sujet à erreur, il a, dans d'autres circonstances, une exactitude presque mathématique ; mais, pour arriver à bien le posséder, il exige un esprit d'observation soutenu, et de longues études pratiques faites sur une grande variété d'individus.

Nous pensons que l'art physionomique est d'une haute utilité pour les femmes qui fréquentent le monde, et nous ne saurions trop les engager à se livrer à l'étude de cet art afin d'en acquérir les notions principales ; car la connaissance du caractère des hommes, par leur physionomie, leur évitera des liaisons dangereuses et d'amères déceptions.

Toute personne possède involontairement l'expression physionomique de son caractère, et, malgré les changements, les altérations que la maladie, la volonté ou l'hypocrisie peuvent y apporter, cette expression ne saurait complétement s'effacer ; il en reste toujours quelques traces pour le connaisseur.

L'initiation aux secrets physiognomoniques n'offre, en réalité, que des difficultés d'observation et d'application. Il faut donc s'appliquer d'abord à connaître les signes caractéristiques de chaque tempérament, de chaque physionomie, afin de ne point confondre l'air sombre avec l'air sérieux, l'air de l'indifférence avec celui de la douceur ; afin de discerner l'étourderie de la vivacité, la timidité de la gaucherie, etc., etc.

L'homme sombre est ordinairement faux, méchant ; l'homme sérieux est, au contraire, vrai, discret, on peut compter sur lui.

L'étourdi a rarement du caractère, sa conduite est inconsidérée, il peut vous compromettre.

L'homme vif a de l'esprit et de la sensibilité ; l'indolent est doux, mais indifférent, etc.

L'homme d'un tempérament bilieux est concentré, patient, énergique, susceptible de grandes passions; il est opiniâtre à poursuivre une idée, à atteindre un but.

L'homme d'un tempérament sanguin est léger, ouvert, galant, empressé auprès des femmes, mais indiscret, volage; il recherche la variété dans les affections et les plaisirs.

Le lymphatique est lent, paresseux, égoïste, avare, sans chaleur ni passion; il vit dans l'indifférence, et si, parfois, un rayon d'amour vient réchauffer son cœur, il retombe bientôt dans son calme habituel.

—

La physionomie indique très-distinctement certaines bonnes et mauvaises qualités, telles que la colère, la patience, la franchise, la fausseté, la modestie, la vanité, etc., etc. L'homme emporté est presque toujours franc, loyal, mais impérieux. L'homme faux se présente sous deux aspects : dans l'un, il est timide, il évite les regards, craignant d'être reconnu ; sous l'autre aspect, il est hardi, effronté, il cherche dans les yeux d'autrui si aucun doute ne s'élève contre lui. Cependant, si on l'observe attentivement, on finit par reconnaître soit une effronterie, soit une indécision qui ne laissent aucun doute à son égard, la fausseté de l'homme hypocrite est toujours accompagnée de ruses, de mensonges gazés, d'airs feints, d'expressions de commande, de flatteries insidieuses; avec un peu d'attention, on n'est jamais dupe de la fausse piété, ni de la fausse tolérance, pas plus que des fausses joies et des fausses douleurs; la vérité a son cachet qu'on ne saurait contrefaire.

—

SIGNES TIRÉS DE LA COULEUR DE LA PEAU.

Les physionomistes ont observé qu'une peau blanche, un teint pur, étaient l'indice d'un esprit gai, d'un bon caractère; une peau jaune, un teint sombre, annonçaient, au contraire, un esprit concentré, chagrin, un caractère peu communicatif. — Un teint pâle indique l'indolence physique et morale; — un teint rouge, l'emportement, la colère.

—

SIGNES TIRÉS DES TRAITS DU VISAGE, DU TIMBRE VOCAL, DES MOUVEMENTS, ETC.

Les divers organes et traits du visage fournissent des signes sur lesquels on peut établir de fortes probabilités, sinon une certitude.

Une grosse tête annonce un esprit paresseux ou entêté; — une petite tête, une imagination vive, un esprit léger; — une tête moyenne, un esprit sage, un caractère égal.

Un front large est le signe d'une large intelligence.

Un front petit, bas, est l'indice d'un esprit étroit, d'un caractère hypocrite.

Cet axiome : les yeux sont les miroirs de l'âme, est d'une incontestable vérité. En effet, les yeux ne trompent jamais, même en cherchant à tromper; mais il faut une grande habitude pour lire distinctement dans les yeux d'un homme qui cherche à déguiser ses regards.

De grands yeux dénotent un caractère bon et un esprit médiocre : — de petits yeux brillants, un esprit vif, beaucoup de pénétration, mais un caractère léger, taquin.

Les yeux gros et humides décèlent un esprit faible, un tempérament voluptueux.

Les yeux noirs et brillants annoncent une imagination vive, une grande activité d'esprit.

Les yeux gris, ternes, fauves, trahissent un cœur égoïste, un esprit froid, un caractère obstiné, opiniâtre.

Les yeux bleus révèlent un excellent cœur, une âme tendre, un caractère confiant.

En général, les yeux qui se meuvent avec rapidité annoncent un esprit vif; ceux, au contraire, qui se meuvent lentement, indiquent un esprit paresseux.

Ne craignez point les hommes à petites oreilles, ils sont ordinairement doux et timides; fuyez les hommes à grandes oreilles aplaties et débordées, car ils sont peu aimables, indociles, opiniâtres et rageurs.

Un grand nez annonce un bon naturel; un petit nez indique souvent le contraire.

Le nez camard dénote la vanité, l'impertinence; — le nez retroussé, la frivolité, la moquerie, l'inconstance.

La bouche a ses signes physiognomoniques très-distincts :

Une grande bouche annonce l'intempérance ; une petite bouche la timidité

Les lèvres fines et horizontales sont l'indice d'un bon caractère, d'un esprit gai.

Les lèvres minces trahissent l'avarice, la méchanceté ; — les lèvres épaisses, un caractère lent, un esprit paresseux.

Les commissures de la bouche relevées dénotent un caractère froid, dédaigneux.

L'arc de la bouche dont la convexité est tournée en bas, trahit un esprit sarcastique, un caractère faux, une âme vile.

Le menton long et carré est un signe d'indiscrétion, de curiosité ; — le menton rond, caractère doux et timide ; — le menton creusé d'une fossette, caractère aimable, esprit gai.

Les mains petites, à doigts effilés, ainsi que les pieds étroits et petits, annoncent une origine aisée, une bonne éducation, un caractère généreux.

Les grosses mains, à doigts courts, dénotent l'avarice, l'égoïsme et de vils sentiments.

De gros pieds larges ou mal faits sont un signe de vulgarité, d'appétits grossiers

La voix mérite une attention particulière dans l'étude des signes physiognomoniques, car la clef, le ton, le timbre et le son de la voix, correspondent aux diverses nuances d'esprit et de caractère.

Une voix grave, uniforme, révèle un esprit solide, un caractère ferme.

Une voix aigüe, à timbre criard, dénote un esprit difficile, un caractère pointu.

Une voix douce et sonore se rencontre généralement chez les personnes affectueuses, aimables, bienveillantes.

La voix double, dans la même personne, c'est-à-dire tantôt grave, tantôt aigüe, annonce un caractère à deux faces.

Une voix qui monte en parlant, fait pressentir un caractère facile à s'emporter; une voix qui baisse graduellement dénote un esprit faible qu'un rien peut décourager. Enfin, les changements fréquents de ton et de timbre annoncent de fréquentes inégalités dans l'esprit et le caractère.

Les divers mouvements du corps, les gestes, les attitudes, le maintien, la manière de marcher, de saluer, etc., ont aussi leur valeur physiognomonique.

Les mouvements brusques, saccadés, anguleux, annoncent un caractère maussade, un esprit grossier.

Au contraire, les mouvements doux, arrondis, élégants, indiquent un esprit cultivé, un caractère aimable.

Les petits mouvements, coquets, prétentieux, donnent la mesure de la vanité du caractère et de la pauvreté de l'esprit.

Les mouvements graves se rencontrent chez les esprits sérieux ; — les gestes vifs, multipliés, chez les personnes irritables, emportées.

Les fréquents changements de gestes, de mouvements, d'attitudes, dénotent une très-grande mobilité de caractère

En général, les grands mouvements doivent être considérés comme défavorables ; les petits ne valent guère mieux ; les mouvements modérés et bien liés aux circonstances nous semblent les seuls propres à donner une idée favorable de la personne.

Telle est l'esquisse rapide de l'art physiognomonique que nous offrons à nos lectrices, et au moyen de laquelle il leur sera possible de connaître les bons et mauvais penchants des hommes. Nous leur recommanderons, toutefois, d'être réservées dans leurs conclusions: car, si la physiognomonie, sagement appliquée, obtient d'excellents résultats, son application légère ou intempestive peut donner lieu à de graves inconvénients. Du reste, pour s'éclairer complétement sur cette question, nous les engageons à consulter l'ouvrage intitulé : *Hygiène et perfectionnement de la beauté humaine*, où elles trouveront de plus amples détails.

CHAPITRE XVI.

La beauté, l'esprit et les grâces sont des qualités qui font aimer les femmes: si la nature vous refusa la première, tâchez d'y suppléer par les deux autres.

La beauté reçoit l'encens des hommes; l'esprit et les grâces rendent les femmes aimables et les font rechercher; mais un des plus grands charmes de leur caractère est cette modestie qui évite les regards du public et rehausse le prix de la beauté.

Quelque belle que soit une femme, elle ne doit jamais s'en prévaloir: quelque empire qu'elle ait sur ceux qui l'admirent, elle doit toujours rester modeste et réservée. La présomption ne sied à personné, mais moins encore aux jeunes femmes.

La louange est un parfum que les femmes aiment avec passion ; quoiqu'il ne faille point lui être complétement insensible, parce qu'on cesserait alors d'être aimable, on doit bien se garder de l'aspirer avec trop d'avidité ; car son ivresse est à craindre : semblable aux odeurs fortes, la louange peut troubler le cerveau.

On se rénd ridicule en courant trop après la louange ; et vous savez, Mesdames, combien est terrible l'arme du ridicule en France.

Soyez toujours aimables, puisque l'amabilité est toujours sûre de plaire.

Évitez ces rires immodérés et continuels qui annoncent la pauvreté d'esprit ; surtout ne riez jamais mal à propos.

> L'on rit souvent d'une sottise,
> De même qu'on rit de bons mots ;
> Mais, c'est toujours une bêtise,
> Que de rire mal à propos.

Soyez simples dans vos goûts et modérées dans vos désirs, c'est un excellent moyen d'être heureuses.

Soyez résignées dans le malheur et modestes dans la fortune, vous serez aimées et admirées.

N'oubliez jamais que les richesses et la beauté sont deux choses périssables, tandis que les vertus ne craignent rien du temps.

Ne soyez jamais vaines de vos qualités physiques et morales, jamais orgueilleuses de votre position, car l'orgueil et la vanité sont deux vices qui refroidissent l'amitié et font des ennemis.

N'ayez d'amour-propre qu'autant qu'il en faut pour vous conduire dignement.

Ne soyez jamais indiscrètes ni curieuses; l'indiscrétion éloigne la confiance, et la curiosité attire des malheurs.

Un ancien poëte a dit :

> Le secret, pour certaines âmes,
> Est un pesant fardeau, surtout parmi les femmes:
> Curieuses jusqu'à tel point,
> Qu'un moyen sûr, pour leur déplaire,
> C'est de leur commencer le récit d'une affaire
> Et ne l'achever point.
> D'ailleurs, elles n'en sauraient faire,
> Sans quelque malin commentaire.

Affranchissez-vous d'un défaut commun à tant de femmes, celui de trop parler ; écoutez long-temps, parlez peu, soyez réservée dans vos paroles, ayez de l'aménité dans vos répliques ; évitez d'offenser l'amour-propre de votre interlocuteur ; sachez garder le silence à propos, et ne heurtez jamais l'opinion des autres.

Ne prenez jamais la parole lorsque quelqu'un est en train de parler ; ne l'interrompez point, cela est impoli.

> N'affectez jamais de mystère,
> Soyez naturelle et sincère,
> Mais, au premier venu n'ouvrez point votre cœur.
> On ne risque rien à se taire,
> Et l'on s'expose à tout quand on est grand parleur.

Fermez l'oreille à la médisance, à la calomnie et à tous les propos qu'invente la haine pour dé-chirer autrui. Si l'on médit contre vous, sachez qu'il y a de la générosité à ne point parler mal de ceux qui disent du mal de vous.

Méprisez les caquets qui portent atteinte à la réputation de vos amis ; soyez toujours disposées à plaindre ou à excuser les erreurs et faiblesses des autres.

Ne vous offensez point des injures ; armez-vous

de patience ; méprisez, ainsi qu'ils le méritent, les médisants et les calomniateurs ; oubliez tout ce qu'ils ont dit, tout ce qu'ils ont fait contre vous, et pénétrez-vous bien de cette vérité : — les injures ne déshonorent que ceux qui les profèrent.

Ne vous emportez jamais contre autrui, et, si, malgré vous, la colère vous saisit, attendez pour agir que l'accès en soit calmé.

Ne faites jamais vos visites lorsque vous êtes de mauvaise humeur ; alors, on vous interroge, vous parlez, et presque toujours on apprend de vous ce que vous auriez dû taire.

Fermez votre cœur à la jalousie et à tout sentiment hostile, car l'hostilité est un venin, la jalousie un poison qui dévore.

Fermez votre esprit à la superstition, mère du fanatisme ; fermez votre cœur à l'intolérance, et ouvrez-le à l'amour du prochain.

Inculquez, dès le bas âge, à vos enfants, et appliquez vous-mêmes ces deux grands principes : — Ne jamais faire aux autres ce que nous ne voulons pas qu'on nous fasse, et leur faire ce que nous voudrions qu'on nous fît. — Là est toute la morale et la plus sainte religion des hommes. Ceux qui marchent dans la vie guidés par ces principes, doivent être aimés, respectés et immortalisés, pour servir d'exemples.

Aimez la vertu et la cultivez, mais n'en faites point parade.

Ayez toujours présent à l'esprit que l'honnêteté et la fidélité font partout la gloire des femmes, tandis que la légèreté, l'inconstance et la frivolité, occasionnent maintes chutes à leur réputation.

Cultivez toujours en vous et développez les sentiments de générosité et de reconnaissance. La générosité est une noble impulsion, la reconnaissance est un sentiment nécessaire; car, s'il n'y a rien de plus digne d'admiration que la générosité, il n'est rien de plus odieux que l'ingratitude.

Mettez de la prudence dans toutes vos actions; la prudence est un guide sûr avec lequel on devrait toujours marcher.

Consultez toujours la raison avant d'agir; la

raison est un frein qui modère l'essor de l'imagination et les emportements de l'esprit. N'entreprenez ni ne décidez jamais rien sans la consulter.

Fuyez l'oisiveté, qui engendre les vices; soyez laborieuses, vigilantes et toujours disposées à occuper vos loisirs.

L'oisiveté traîne toujours l'ennui à sa suite, et, si l'on scrute le cœur humain, on découvre que l'ennui est la cause d'une foule de maux.

Éloignez-vous des tourbillons de monde; soyez sobres de dissipations et de plaisirs, parce qu'ils usent le corps et l'esprit.

Les voluptés sensuelles sont à craindre; sans les mépriser complétement, il ne faut pas s'y abandonner. On voit souvent, dans le grand monde, de ces femmes qui courent après tous les plaisirs, qui voudraient tout éprouver, tout sentir, tout épuiser! Mais bientôt, fatiguées, usées par l'abus, tout leur déplaît, tout leur devient insipide. Une vieillesse prématurée survient, et trop tard, hélas! elles déplorent leurs amères folies.

Le commerce corrupteur que l'or, l'oisiveté, le désir de briller, la vanité du luxe et de la parure établissent entre les deux sexes, est plus funeste à la réputation des femmes et à la paix des familles que tous les vices réunis. La passion des parures, des toilettes, le défaut de la coquetterie et du désir immodéré des louanges a sa source dans un esprit étroit. Une femme de bon sens qui pense et réfléchit, ne donne aux colifichets de la mode que l'attention nécessaire pour ne point paraître ridicule aux yeux des autres femmes.

N'ambitionnez jamais un grand nombre d'amis; surtout ne les prenez jamais parmi les personnes d'une moralité douteuse.

Fuyez ces coureuses de théâtres et de bals; car une femme avide de plaisirs mondains ne saurait posséder les vertus de famille.

Fuyez les coquettes; car la coquetterie est un de ces défauts qui ont toujours nui aux femmes dans l'esprit des hommes. Un poëte du dix-septième siècle disait à ce sujet :

> Quand les femmes sont jolies,
> Tout augmente leurs appas,
> Jusqu'aux minauderies,
> Qui, d'ailleurs, ne plaisent pas.

> Mais une coquette usée,
> Qui prend un air enfantin,
> Par l'amour-propre abusée,
> Nous témoigne son déclin.

Fuyez les émotions violentes ; car, de même que les violents exercices fatiguent le corps, les émotions laissent toujours une fatigue morale.

Étudiez longtemps le caractère et la moralité des personnes avant de vous lier avec elles.

Ne donnez jamais votre amitié qu'à des personnes qui en sont dignes.

Ressouvenez-vous que les femmes ont plus d'amants que d'amis, et que les amis sincères et dévoués sont très-rares, surtout parmi les jeunes femmes.

Respectez les secrets d'autrui, et ne confiez jamais les vôtres, si vous ne voulez point avoir des regrets.

> En amour, un confident
> Est quelquefois nécessaire ;
> Les soins d'un ami prudent
> Peuvent nous aider à plaire ;
> Mais, c'est un pas dangereux,
> S'il n'est fidèle et sincère ;
> Les confidents, d'ordinaire,
> Ne travaillent que pour eux.

Ne portez jamais envie aux biens et au bonheur des autres.

Ne perdez jamais l'occasion de faire le bien ; le plaisir qui suit un acte de bienfaisance est, de tous les plaisirs, le plus doux, le plus pur.

Ne tirez point vanité de votre position, de votre fortune, et ne vous laissez point abattre par le revers. Dans les mauvais jours, sachez souffrir en patience ; la patience est fille du courage et de la raison.

Ne soyez jamais ambitieuses d'une position qui ne peut être la vôtre ; rappelez-vous toujours que l'ambition personnelle perd les femmes.

Ne soyez point trop avides de succès, car les succès d'une femme réveillent la jalousie des autres femmes.

Beaucoup de femmes se plaignent de n'être pas heureuses, et ne s'aperçoivent point qu'elles négligent tous les moyens de l'être. Au lieu de s'attendre à trouver un bonheur durable dans le monde, les jeunes femmes devraient savoir que les plus heureux sont ceux qui ont le moins de peines et de tourments.

Les femmes mariées doivent toujours avoir présente à l'esprit cette maxime : « Si la fille doit être obéissante à sa mère, la mère ne doit jamais être brusque ni inflexible envers sa fille. »

Les mères devraient s'attacher de bonne heure à régler l'esprit et le cœur de leurs filles; car une des perfections de la femme, c'est d'avoir l'esprit juste et le cœur bon. Avec un esprit juste, on juge des autres et de soi d'une manière équitable; avec un bon cœur, on comprend l'humanité et l'on en pratique les devoirs. Il importe beaucoup que le bon cœur soit guidé par la justesse de l'esprit, car, sans ce guide, il serait dupe bien souvent.

Dans les circonstances difficiles où il s'agit d'un grand intérêt, soit pour votre avenir personnel, soit pour celui de votre famille, condamnez votre cœur au silence et laissez parler la raison ; au contraire, dans les actes d'amour et de bienfaisance, ne suivez que les impulsions de votre cœur.

L'esprit et la beauté, sans cesser d'être dignes d'admiration, peuvent cependant devenir méprisables lorsqu'on en fait abus. La beauté perd de son mérite en s'admirant trop ; l'esprit s'égare et tombe à plat pour vouloir trop entreprendre.

Or, loin de parader avec votre esprit, n'en faites jamais usage qu'avec beaucoup de discrétion. Ayez toujours présent à la mémoire cet axiome, déjà cité : « Le bel esprit peut vous faire voguer un moment à pleines voiles, mais le naufrage est à craindre au moindre écueil. »

Gardez-vous, par dessus toute chose, du malheureux calembour, qui dénote toute la pauvreté d'un esprit superficiel. Un ou deux calembours peuvent amuser, mais le troisième devient fatigant, surtout chez la femme. Laissez donc de côté ces frais d'imagination en pure perte pour cultiver votre jugement, faculté la plus précieuse de l'esprit.

Si une trop grande liberté d'expressions et de manières est un défaut, on ne doit point pêcher par l'excès contraire. Une timidité extrême ferait croire à peu d'esprit ; une réserve outrée décèlerait cette prudoterie dont on aperçoit bien vite la ficelle. Les réponses sèches, les mouvements d'impatience, qui annoncent qu'on vous est à charge, sont de mauvais goût ; une femme bien élevée doit scrupuleusement s'affranchir de ces défauts, si elle veut être aimable et aimée de tous.

Le temps de la jeunesse est un temps précieux

pour apprendre et s'instruire ; profitez de ce temps pour faire provision de tout ce qui peut orner votre mémoire et agrandir votre intelligence.

Retenez et pratiquez ce qui suit :

Afin d'éclairer votre esprit et de fortifier votre raison, consacrez quelques heures par jour à la lecture des livres d'histoire, de morale, d'arts et de sciences à la portée des gens du monde. Ornez votre mémoire des chefs-d'œuvre de la littérature, et ne perdez jamais votre temps à lire des futilités qui n'ont même pas le mérite littéraire. Gardez-vous surtout des romans de notre époque, parce qu'ils sont remplis d'exagérations immorales sur les faiblesses humaines ; parce qu'ils dépeignent la vie sous un faux jour, et préparent mille amères déceptions ; parce qu'en flattant les passions ils égarent la raison ; parce qu'enfin le cœur et l'esprit s'empoisonnent à leur lecture.

La femme qui s'occupe de bonne heure à cultiver son esprit, se prépare, pour l'âge mûr des ressources contre l'ennui ; elle ne perd point, avec sa jeunesse, les moyens de plaire et d'être heureuse, comme les femmes dont l'esprit est resté inculte et qui n'ont eu que le plaisir pour objet. Quand l'âge lui impose la nécessité d'une vie plus retirée, elle ne sera point forcée, pour rem-

plir le vide de son cœur, de se jeter dans une dévotion sans lumières; elle ne se livrera point à
cet esprit d'intrigue et de médisance qui rend si
importunes et si dangereuses les vieilles femmes
qui s'y abandonnent. Lorsque le temps des brillants plaisirs sera passé, d'autres plaisirs plus
doux, plus tranquilles, leur succéderont. Jeune,
elle régna par la beauté et l'amour; plus âgée,
elle régnera par l'esprit et n'aura rien à regretter.

L'*économie*, l'*ordre* et la *propreté*, sont trois
qualités essentielles à la femme. Un proverbe dit.
« Une femme *économe* vaut mieux que richesse. »
— L'*ordre* est le plaisir des yeux; c'est aussi
l'économie du temps. — La *propreté* est doublement salutaire à la beauté et à la santé. Le désor-
dre et la malpropreté nuisent aux charmes du
corps et éteignent l'amour dans le dégoût. Femmes! méditez sur ce dernier paragraphe; il est
pour vous d'une haute importance.

L'habillement et la parure occupent une grande
place dans la vie des femmes; la raison doit régler leurs dépenses en ce genre, et le bon goût
présidera aux divers ajustements, de façon à cacher les imperfections et à faire ressortir les

beautés. Il faut du tact et de la délicatesse dans l'art de la toilette : une femme habile sait tirer parti de ses moindres agréments et montrer ses charmes sous le jour le plus favorable, tout en ayant l'air de vouloir les cacher.

Que vos soins pour la toilette ne se bornent point aux circonstances où vous devez paraître au dehors ; faites-vous une habitude d'élégance et de propreté, de sorte que, dans votre intérieur et aux heures où vous vous attendez le moins à une visite, vous ne soyez jamais honteuse de vous montrer. Une élégante simplicité dénotera la délicatesse de votre goût et rangera l'opinion en votre faveur.

N'oubliez pas que, si la propreté, l'élégance et le goût dans le choix et la pose des vêtements sont des qualités, donner un temps trop long à sa toilette est un défaut.

Ayez le bon esprit, la ferme volonté de vous affranchir de certaines modes dangereuses qui, non-seulement gênent vos mouvements et vous privent de grâce, de souplesse, mais qui occasionnent d'affreux ravages dans le domaine de la santé et de la beauté (1).

(1) Nous recommandons à ce sujet la lecture de l'*Hygiène de*

N'ayez jamais l'amour-propre d'effacer les autres femmes par le luxe de votre toilette, car cet amour-propre cause souvent la ruine d'une fortune.

Affranchissez-vous du défaut, si commun aux femmes, de critiquer la mise des autres.

Pour plaire, en société, il faut s'occuper de tout le monde et de toute chose ; il faut savoir donner de temps en temps une louange si délicate qu'elle ne puisse être comprise que de ceux à qui elle s'adresse.

Pour se faire aimer et estimer de tout le monde, il faut rendre à chacun ce qu'il a droit d'exiger de nous.

Habituez-vous à pardonner les offenses, et chassez de votre cœur tout désir de vengeance.

Soyez calme dans la discussion et n'imposez jamais impérieusement votre opinion. Quand bien même la raison serait de votre côté, cédez à un adversaire opiniâtre ; c'est une preuve d'égards

la poitrine et de la taille, par A. Debay, ouvrage des plus intéressants et des plus utiles aux mères et aux jeunes filles. — Prix : 1 fr. 50 c, *(Note de l'Éditeur.)*

et de bonne éducation ; plus tard on vous en tien-
dra compte.

Ressouvenez-vous toujours qu'hommes et femmes sont égaux par droit de nature ; que les membres de la famille humaine ne diffèrent entre eux
que par les degrés d'intelligence, la moralité et
la position sociale. N'oubliez pas que les vertus
sont les premières des richesses ; que l'homme
pauvre et vertueux est bien au-dessus du riche
immoral.

Dans toute circonstance, que vos rapports avec
des inférieurs soient empreints de douceur et de
bienveillance. Dans vos rapports avec des égaux,
soyez aimable et délicate. Dans vos rapports avec
des supérieurs, montrez de la déférence et de la
dignité.

Recherchez les bons et fuyez les méchants ;
néanmoins, s'il était en votre pouvoir de combattre les mauvais penchants de ces derniers, ne
négligez aucun des moyens qui pourraient les
faire rentrer dans le sentier de la vertu.

Enfin, conduisez-vous toujours de manière à

conserver l'estime et le respect des autres, et que votre conduite privée soit, dans toutes les épreuves de la vie, aussi irréprochable que si elle devait être connue de tous.

CHAPITRE XVII.

CONSEILS HYGIÉNIQUES RELATIFS A LA CONSERVATION DE LA SANTÉ ET DE LA BEAUTÉ.

La santé est, sans contredit, le premier de tous les biens ; ce n'est ordinairement qu'après l'avoir perdue qu'on en apprécie toute la valeur.

Si le soin de la santé n'était un instinct, il serait commandé par le devoir, parce que la mauvaise santé influe toujours sur l'esprit et le caractère. Or, pour conserver la santé, il est indispensable de pratiquer les préceptes de l'hygiène physique. Ces préceptes se trouvent exposés avec détail et clarté dans l'utile collection intitulée : *Encylopédie hygiénique de la beauté*, dont la liste se trouve à la fin de cet ouvrage ; nous nous bornons ici à relever quelques-uns des préceptes les plus essentiels.

PROPRETÉ CORPORELLE. — La première loi de l'hygiène est la propreté du corps : les ablutions, les bains, le changement de linge, sont, pour les femmes, une condition de santé.

VÊTEMENTS. — Elles doivent proscrire les vêtements qui, par leur compression et leurs ligatures, s'opposent à la circulation du sang et au libre exercice des fonctions organiques. (Voyez, à ce sujet, l'*Hygiène vestimentaire.*)

AIR ATMOSPHÉRIQUE. — L'air pur étant nécessaire à la santé, elles auront soin d'habiter des locaux suffisamment spacieux, et, en cas d'insuffisance , d'ouvrir souvent les croisées pour renouveler l'air.

Elles éviteront les variations brusques de température, de même que le trop chaud et le trop froid, parce que ces deux extrêmes nuisent à la fraîcheur de la peau et gâtent le teint.

ALIMENTATION. — La nourriture doit être saine, réglée, et en rapport avec les besoins de l'organisation. Tous ces gâteaux, pâtisseries, sucreries, ces thés, ces punchs, etc., partie obligée d'une soirée, fatiguent le palais et l'estomac ; les femmes devront en user sobrement et se retirer de bonne heure des soirées, bals, théâtres et autres lieux de réunion où l'air est épais, chaud, malsain ; où le sang s'échauffe et la beauté se fane. Observez les femmes qui vivent la nuit et dorment le jour, et vous verrez à combien d'indispositions elles sont sujettes ; combien sont fréquents les dérangements de leur santé. La plupart des constitutions étiolées, chlorotiques ; la paresse et la débilité de l'estomac ; les migraines, les névralgies et la triste cohorte des maladies vaporeuses, n'ont, bien souvent, pas d'autre cause. Voici, en abrégé, les préceptes d'hygiène alimentaire :

Choisir des aliments de bonne qualité et d'une digestion facile.

Régler l'heure des repas et ne jamais manger lorsqu'on n'en sent pas le besoin.

Manger lentement et n'avaler les aliments qu'après leur complète mastication, afin de donner moins de travail à l'estomac.

Laisser entre chaque repas un intervalle de cinq à six heures, parce que l'estomac a besoin de repos, de même que tous les organes à fonctions intermittentes.

Entremêler toujours les viandes aux végétaux ; car une nourriture exclusivement animale ou exclusivement végétale n'est pas aussi favorable au maintien de la santé que ces deux genres de nourriture combinés.

— Ne jamais manger avec excès; un estomac trop chargé se fatigue et peut être affecté d'indigestion. Il est sage de quitter la table avec une légère appétence.

Rejeter les aliments faisandés, de haut goût ou fortement-épicés; ces aliments altèrent la membrane muqueuse de l'estomac; ils finissent par rendre les digestions paresseuses, et, qui pis est, par développer une gastrite.

Eviter les repas plantureux; une trop grande variété de mets est nuisible.

User modérément du vin et proscrire toute liqueur forte. Ne jamais boire lorsqu'on n'a point soif.

Prendre un léger exercice avant et après le repas : avant, pour aiguiser l'appétit; après, pour favoriser la digestion; nous disons un léger exercice, parce que tout exercice violent, immédiatement après le repas, est des plus nuisibles.

Enfin, les personnes qui ont l'habitude du souper doivent le faire très-léger et, au moins, deux heures avant de se coucher.

Sommeil. — Depuis le végétal jusqu'à l'homme tous les êtres sont soumis à la loi du sommeil.

Accordez donc au sommeil le temps nécessaire pour réparer les pertes faites pendant la veille. Le sommeil est d'autant plus réparateur qu'il est plus calme, plus tranquille ; s'il est agité, pénible, il ne répare nullement les pertes, et l'économie ne tarde pas à s'en ressentir.

Le temps que l'on doit consacrer au sommeil est indiqué par la nature elle-même. Ainsi, depuis l'heure où le soleil se lève jusqu'à celle où il se couche, c'est le temps de la veille ; les heures de la nuit sont le temps du sommeil. Dormir le jour et veiller la nuit n'est point la même chose pour la santé.

En général, la durée du sommeil est fixée à six ou sept heures, jamais au delà de huit ; cinq à six heures de sommeil pour les personnes âgées, six à sept heures pour les jeunes personnes. — Dormir huit heures, c'est accorder une heure à la paresse.

Pour obtenir un bon sommeil, il ne faut jamais se coucher avec l'estomac trop plein ; il faut que la chambre soit spacieuse, exempte d'humidité et d'odeurs ; mais la condition essentielle, c'est l'activité physique pendant la journée et le calme de l'esprit en se couchant.

EXERCICES PHYSIQUES. — L'exercice est indispensable aux dames des villes, surtout à celles qui, par leur position sociale, mènent une vie sédentaire. L'exercice réparti à toutes les parties du corps est, pour elles, d'un effet inappréciable, car il active les fonctions digestives et nutritives, la respiration, les sécrétions, et rend la santé plus florissante. Mais il ne faut point perdre de vue que l'exercice doit être gradué et proportionné aux forces de la personne.

Les diverses promenades à pied, en voiture, à cheval, sur un terrain uni, conviennent parfaitement aux personnes qui ne peuvent prendre qu'un exercice modéré.

Les promenades sur le flanc des collines, dans les montagnes, interrompues de temps à autre par une course lorsqu'on est arrivé à une pente rapide, sont très-favorables à la santé des personnes qui ne peuvent se livrer à des exercices plus actifs.

Enfin, pour les personnes dont la constitution peut s'accommoder à une dépense de forces plus considérable, le saut, la course, la natation, l'équitation au trot, au galop, sont des exercices éminemment utiles.

On ne saurait trop recommander aux dames la natation et l'équitation ; le premier de ces exercices possède l'immense avantage d'exercer les muscles des membres, de leur donner du ton et de la vigueur ; le second, communique aux divers organes de légères secousses des plus favorables à la digestion et à la nutrition.

La danse, à l'exception de la valse et de ses analogues, peut être considérée comme une promenade , puisqu'aujourd'hui elle se résume en quelques pas en avant, en arrière, et dans quelques tours pour revenir en place. Cet exercice, qui sourit tant aux jeunes personnes, devrait toujours avoir lieu en plein air ou dans des salles spacieuses et d'une aération facile. La valse est dangereuse à certaines organisations pléthoriques, parce que le mouvement giratoire étourdit et peut amener une congestion cérébrale.

. L'utilité de la danse existe dans les mouvements qu'elle imprime aux divers organes de l'économie ; l'art réside dans la bonne exécution des diverses figures, dans l'élégance des poses et la facilité des gestes et mouvements. Nous exigerions d'une danseuse de la souplesse, de l'aisance, des grâces et un peu de vivacité, ce qui n'est guère possible avec un corset baleiné et busqué.

Une recommandation essentielle et de la plus haute importance pour la santé des danseuses, c'est de ne jamais prendre de boissons glacées lorsque la peau est en moiteur, et de ne point s'exposer aux courants d'air, parce qu'il pourrait en résulter les graves accidents de ce qu'on nomme *sueurs rentrées.*

Conseils spécialement adressés aux dames du grand monde.

Dans les hautes régions de la hiérarchie sociale, et, par imitation, dans la classe industrielle enrichie, la femme s'est faite une existence artificielle : vie de plaisirs, d'oisiveté, de mollesse, avec intermittence de surexcitation et d'activité anormale ; se reposer le jour et vivre la nuit est son habitude. Recluse dans ses appartements, au milieu des fleurs, des parfums enivrants, les croisées fermées, les rideaux tirés, elle respire un air vicié et reste privée de la bienfaisante influence de la lumière solaire. Elle ignore qu'un air pur, traversé par un beau rayon du soleil, est nécessaire à la santé. L'air frais et pur, exempt de poussière, d'humidité, d'émanations odorantes, est infiniment préférable à l'air chargé de parfums et de calorique. L'usage de quitter son

appartement pour monter en voiture ; de descendre de voiture pour s'enfermer de nouveau dans
un appartement, est des plus préjudiciables à la
constitution. L'abus du repos détruit l'énergie
physique, les membres sont faits pour être exer-
cés. Ce genre de vie, longtemps continué, amène
infailliblement une surexcitabilité nerveuse qui
ne tarde pas à dégénérer en *névropathie* ou maladie de nerfs des plus tristes pour le physique
comme pour le moral.

Les femmes nerveuses ont généralement la
face pâle ; la peau, plus souvent brune que blanche, est sèche, froide ou brûlante. Leurs regards
sont tantôt vifs, tantôt languissants ; leur physionomie se fait remarquer par une mobilité
extrême. Leurs mouvements, en rapport avec
l'état actuel du système nerveux, sont ou non-
chalants ou précipités, brusques, saccadés ; au
plus profond abattement, succède, parfois, une
énergie qui vous frappe, vous étonne. Leur imagination s'enflamme très-facilement et presque
toujours éclipse la raison : voilà pourquoi elles
sont crédules, enthousiastes et se jettent tête
baissée dans les croyances les plus absurdes. Elles
s'expriment avec chaleur, s'animent dans le discours et montent, par degré, aux sphères de
l'inspiration : voilà pourquoi. chez les anciens, le

rôle de Pythie, de Pythonisse, était spécialement dévolu à la femme. — L'exagération du sentiment et de la faculté imaginative est, pour la femme, une source intarissable d'espérances et de déceptions, de joies et de souffrances, de vie et de mort?...

Lorsque, par suite de la vie anormale que lui a faite la civilisation, la femme du monde est arrivée à la surexcitation nerveuse, elle s'irrite à la moindre contrariété, tressaille au moindre choc, se trouve mal, étouffe... Et voyez, cependant, quelle bizarrerie, quelle aberration de l'esprit ; cette femmelette qui défaille à la plus légère secousse physique ou morale, court au devant des émotions les plus violentes ; elle souffre à chaque émotion, mais elle préfère souffrir que de rester indifférente. C'est cette avidité de sensations, ce besoin irrésistible de plaisir ou de douleur, qui poussait les anciennes dames romaines aux jeux sanglants du cirque. Aujourd'hui que ces jeux barbares sont repoussés de nos mœurs, voyez les femmes se presser sur les bancs des tribunaux où se déroule une affaire scandaleuse, où l'on frissonne aux détails d'un crime atroce ; et, sur les places où la justice humaine s'accomplit par la main du bourreau, les femmes sont toujours en plus grand nombre que les hommes. Si l'on recherche cette insatiable avidité d'émotions, on les trouve d'abord dans l'excessive curiosité naturelle à l'organisation féminine ; ensuite, dans l'oisiveté, le désœuvrement et l'ennui où languissent beaucoup de femmes favorisées de la fortune ; ces femmes-là saisissent toutes les occasions qui se présentent pour occuper leur temps et varier leurs sensations.

Jusqu'ici, point de graves désordres dans la santé ; mais, lorsque après des années, la surexcitabilité passe à l'état de *névropathie* ou maladie nerveuse proprement dite, alors plus de repos pour la femme, les journées s'écoulent dans la souffrance et la vie devient un fardeau.

La *névropathie* revêt mille formes, s'offre sous mille nuances : tantôt ce sont des palpitations violentes, des agacements, des suffocations, des vertiges, des syncopes ; tantôt ce sont des bouffées de chaleur étouffantes auxquelles succède le froid, le frisson ; puis des douleurs lombaires intolérables, le brisement des membres, la prostration, l'anéantissement. D'autres fois, c'est l'hystérie se manifestant par des symptômes aussi variés qu'affligeants, qualifiés du nom de vapeurs (1).

---

(1) Voyez, à ce sujet, l'*Histoire naturelle de l'Homme et de la Femme*, du même auteur, 1 fort vol. avec gravures.

Parmi les nombreux ravages que fait la névro-pathie, un des plus graves, des plus difficiles à combattre, est la *gastralgie* ou affection nerveuse de l'estomac, qui se propage presque toujours aux intestins. La gastralgie flatulente altère profondément les forces digestives, détruit l'appétit ou provoque une faim dévorante. Aussitôt qu'on a mangé, un énorme développement de gaz a lieu dans l'estomac, et ces gaz sollicitent des éructations incessantes qui fatiguent beaucoup. L'épigastre et le ventre se ballonnent, les gaz montent, descendent, se déplacent en produisant un bruit sourd (*borborygmes*), sans pouvoir être expulsés. C'est comme un orage qui gronde et mugit, enfermé dans le ventre ; la constipation est opiniâtre ; le caractère devient sombre, on est triste, morose, irascible, à charge aux autres et à soi-même.

Aux *époques néfastes*, évitez soigneusement toutes les influences physiques et morales qui pourraient causer une *suppression*, et, si cette suppression arrive sans cause connue, hâtez-vous de consulter votre médecin. Ainsi qu'une machine compliquée ne fonctionne plus régulièrement dès qu'un rouage se dérange, de même, dans la machine humaine, une suppression ne saurait avoir lieu sans de graves altérations pour la santé. (Voyez la 10ᵉ édition de l'*Hygiène du Mariage.*)

Gardez-vous des attitudes vicieuses et des différents tics qui nuisent ou dégradent la beauté ; on les prend très-facilement, et, une fois que l'habitude les a familiarisés, il devient très-difficile de s'en débarrasser.

Cultivez incessamment, au physique et au moral, toutes les beautés qui charment et vous font aimer. — Donnez à votre chevelure tous les soins hygiéniques nécessaires à sa conservation, car une belle chevelure a le double avantage de l'utilité et de l'ornement.

Entretenez la fraîcheur de votre peau, de votre teint ; cultivez la beauté de vos yeux, de vos dents, de vos lèvres, de vos mains, de vos pieds et de toutes les parties du corps, car les soins que vous prenez de leur beauté contribuent aussi à leur état de santé.

Fuyez les amorces du charlatanisme et ne suivez que les conseils des hommes éclairés ; enfin, pour conserver longtemps vos attraits et redresser vos imperfections, consultez les divers petits traités d'hygiène localisée à chaque région du

26.

corps, dont la collection forme l'*Encyclopédie hygiénique de la beauté.*

EXERCICES DE L'INTELLIGENCE.

Il ne nous reste plus qu'un dernier conseil à donner aux femmes, celui d'employer leurs loisirs aux divers exercices de l'intelligence.

La culture de l'esprit développe la mémoire, le jugement, le raisonnement, etc., elle agrandi l'âme, ennoblit le cœur, développe les beaux sentiments et dirige dans la voie du bien. Elle rend bon, aimable, utile à nos semblables, resserre les liens qui unissent la femme à son mari, et fournit les moyens de donner une bonne éducation aux enfants. Enfin, la culture de l'esprit est la source d'une foule de distractions agréables, de plaisirs dont est privée la personne ignorante.

O femmes ! cultivez, exercez votre esprit, surtout que ce soit dans un but moral. On peut briller par la beauté, par la toilette et les parures ; mais on ne plaît véritablement que par l'esprit et les grâces.

FIN.

TABLE DES MATIÈRES.

PRODUITS COSMÉTIQUES les plus favorables à la
BEAUTÉ et à la SANTÉ.

FIN DE LA TABLE DES MATIÈRES.